Das Amputationsneurom

Bücherei des Orthopäden

Beiheft zur Zeitschrift für Orthopädie
vereinigt mit „Aktuelle Orthopädie"

Herausgegeben von
P. Otte und K.-F. Schlegel

Band 54

Abdul Kader Martini

Das Amputationsneurom

Untersuchungen zur Genese, Prophylaxe und Therapie

68 Einzelabbildungen, davon 7 in Farbe; 8 Tabellen

Ferdinand Enke Verlag Stuttgart 1988

PD Dr. med. Abdul Kader Martini
Orthopädische Universitätsklinik
Schlierbacher Landstraße 200a
D-6900 Heidelberg-Schlierbach

CIP-Kurztitelaufnahme der Deutschen Bibliothek

Martini, Abdul Kader:
Das Amputationsneurom : Unters. zur Genese, Prophylaxe u.
Therapie / A. K. Martini. – Stuttgart : Enke, 1988
 (Bücherei des Orthopäden ; Bd. 54)
 ISBN 3-432-97541-4
NE: GT

Medizin als Wissenschaft ist ständig im Fluß. Forschung und klinische Erfahrung erweitern unsere Kenntnisse, insbesondere was Behandlung und medikamentöse Therapie anbelangt. Soweit in diesem Werk eine Dosierung oder eine Applikation erwähnt wird, darf der Leser zwar darauf vertrauen, daß Autoren, Herausgeber und Verlag größte Mühe darauf verwandt haben, daß diese Angabe genau dem Wissensstand bei Fertigstellung des Werkes entspricht. Dennoch ist jeder Benutzer aufgefordert, die Beipackzettel der verwendeten Präparate zu prüfen, um in eigener Verantwortung festzustellen, ob die dort gegebene Empfehlung für Dosierungen oder die Beachtung von Kontraindikationen gegenüber der Angabe in diesem Buch abweicht. Das gilt nicht nur bei selten verwendeten oder neu auf den Markt gebrachten Präparaten, sondern auch bei denjenigen, die vom Bundesgesundheitsamt (BGA) in ihrer Anwendbarkeit eingeschränkt worden sind.

Geschützte Warennamen (Warenzeichen®) werden *nicht immer* besonders kenntlich gemacht. Aus dem Fehlen eines solchen Hinweises kann also nicht geschlossen werden, daß es sich um einen freien Warennamen handelt.

Das Werk, einschließlich aller seiner Teile, ist urheberrechtlich geschützt. Jede Verwertung außerhalb der engen Grenzen des Urheberrechtsgesetzes ist ohne Zustimmung des Verlages unzulässig und strafbar. Das gilt insbesondere für Vervielfältigungen, Übersetzungen, Mikroverfilmungen und die Einspeicherung und Verarbeitung in elektronischen Systemen.

© 1988 Ferdinand Enke Verlag, P.O.Box 10 12 54, D-7000 Stuttgart 10 – Printed in Germany
Satz und Druck: Druckhaus Dörr, Inhaber Adam Götz, D-7140 Ludwigsburg
Filmsatz 9/10 Times (Linotype System 5 [202])

Geleitwort

Die Amputationschirurgie hat im letzten Jahrzehnt beachtliche Fortschritte erzielt, wobei das Ziel, die Schaffung eines funktionstüchtigen und belastungsfähigen Amputationsstumpfes, weitgehend erreicht werden konnte. Auch die Weiterentwicklung der Prothesentechnik und die Verwendung neuer Werkstoffe ermöglichen eine adäquate Versorgung auch von Problemfällen, so daß die Rehabilitationsphase Amputierter erfreulicherweise kürzer und effektiver geworden ist. Lediglich die Versorgung der Nerven bei der Amputation und bei der Stumpfkorrektur blieb nach wie vor unbefriedigend, da die Gefahr einer Neurombildung bzw. eines Rezidives nicht zu beherrschen war. Ein schmerzhaftes Neurom bedeutet für den amputierten Patienten nicht nur eine verminderte Gebrauchsfähigkeit der betroffenen Extremität, sondern auch eine erhebliche Beeinträchtigung seiner Lebensqualität.

Der behandelnde Arzt hat unter diesen Bedingungen eine verantwortungsvolle und sehr schwere Aufgabe zu bewältigen. In der Literatur sind zahlreiche Behandlungsmöglichkeiten der Nervenversorgung bekannt, wobei die Wirkung oft nur kurzfristig oder zweifelhaft war. Eine „Therapie der Wahl" konnte sich nicht durchsetzen. Bei anhaltenden Beschwerden wurde sogar die Indikation für Eingriffe am Zentralnervensystem erwogen. Eine gewisse Frustration läßt sich bei Durchsicht der Literatur nicht übersehen. Das Neurom wird als physiologische Reaktion und als „normale Narbe" nach Nervenverletzung definiert und vor Eingriffen am peripheren Nerven gewarnt.

Basierend auf langjährigen Erfahrungen in der Mikrochirurgie der peripheren Nerven hat der Autor neue Operationsverfahren zur Behandlung bzw. zur Verhinderung des Amputationsneuroms entwickelt und im Tierversuch systematisch untersucht. Die Idee ist verblüffend einfach, und die Operationstechnik ist selbst von nicht mikrochirurgisch erfahrenen Chirurgen leicht erlernbar. Die überzeugenden Ergebnisse im Tierversuch haben uns ermutigt, dieses Verfahren in unserer Klinik anzuwenden. Seit mehr als fünf Jahren versorgen wir unsere Patienten ausschließlich nach dieser Methode. Das freie Nervenende wird nach Kürzung der Faszikel mit dem Kunststoffkleber versiegelt. Um den Fremdkörper bildet sich in der Folge eine dicke Bindegewebskapsel, die ein Weiterwachsen der Axone auf Dauer verhindert. Bei bestimmten Indikationen, wie beim Vorliegen eines Trennungsneuroms oder bei gleichzeitiger Versorgung mehrerer Nervenenden, empfiehlt sich die Einschaltung eines Nervenimplantates.

Die vorliegende Monographie bringt außerdem eine Fülle von Informationen über die Pathophysiologie der peripheren Nerven sowie über verschiedene Formen der Schmerzsensationen und ihre Ursache im Zusammenhang mit den morpho-pathologischen Veränderungen des Nervenendes. Weitere Neuromformen, wie das Kompressionsneurom beim Karpaltunnelsyndrom, das Trennungsneurom, die Probleme beim Narbenneurom werden diskutiert und praktische Behandlungsvorschläge unterbreitet.

Das vorliegende Buch möge orthopädisch-chirurgisch tätigen Ärzten verwertbare Hinweise für die Bewältigung der Neuromprobleme geben und weitere Ideen in der experimentellen Forschung auf diesem Gebiet induzieren.

Heidelberg, im September 1988

Prof. Dr. H. Cotta

Inhalt

I. Einleitung ... 1
1 Einführung ... 1
2 Fragestellung und Zielsetzung ... 2

II. Gegenwärtiger Stand der Erkenntnisse ... 3
1 Anatomie des peripheren Nervs ... 3
1.1 Aufbau des Nervs ... 3
1.2 Mikroskopische Anatomie des Nervs ... 4
1.3 Die Nervenhüllen ... 6
1.4 Gefäßversorgung der Nerven ... 6
2 Pathologische Veränderungen nach Nervenverletzungen ... 7
2.1 Einteilung der Nervenläsionen ... 7
2.2 Degenerationsvorgänge ... 8
2.3 Regeneration der myelinhaltigen Nerven ... 9
2.4 Neurombildung ... 10
2.4.1 Historischer Überblick ... 10
2.4.2 Neuromentwicklung ... 11
2.4.3 Neuromtypen ... 11
    a) Interneurales Neurom ... 11
    b) Trennungsneurom ... 13
    c) Amputationsneurom (Endneurom) ... 13
2.4.4 Mikroskopische Eigenschaften des Amputationsneuromes ... 14
3 Problematik der Stumpfneurome ... 16
3.1 Die Schmerzsensationen ... 16
3.1.1 Phantomschmerz ... 17
3.1.2 Kausalgie ... 18
3.1.3 Neuromschmerz ... 18
4 Behandlungsmöglichkeiten des Amputationsneuroms ... 20
4.1 Bisherige Therapieversuche ... 20
4.2 Eigenes Konzept ... 22

III. Vorversuche ... 24
1 Wahl der Versuchstiere ... 24
2 Versuchsanordnung ... 24
2.1 Versiegelung des Nervenstumpfes mit dem Gewebekleber ... 24
2.1.1 Technisches Vorgehen ... 24
2.1.2 Ergebnisse ... 25
2.1.2.1 Makroskopischer Befund ... 25

	2.1.2.2	Lichtmikroskopie	27
	2.1.2.3	Elektronenmikroskopischer Befund	28
	2.1.3	Folgerungen	31
	2.2	Anheften eines homologen Nerventransplantates	31
	2.2.1	Technisches Vorgehen	32
	2.2.2	Ergebnisse	32
	2.2.2.1	Makroskopischer Befund	32
	2.2.2.2	Histologie	33
	2.2.2.3	Rasterelektronenmikroskopische Befunde	39
	2.2.2.4	Elektronenmikroskopischer Befund	42
	2.2.3	Folgerungen	47

IV. Vergleichende Studie ... 49

1 Versuchsanordnung ... 49
- 1.1 Chirurgisches Vorgehen ... 49
- 1.2 Gewinnung des Untersuchungsmateriales ... 50

2 Ergebnisse ... 50
- 2.1 Die erste Versuchsreihe ... 50
- 2.1.1 Makroskopischer Befund ... 50
- 2.1.2 Mikroskopischer Befund ... 51
- 2.2 Die zweite Versuchsreihe ... 51
- 2.2.1 Makroskopischer Befund ... 51
- 2.2.2 Mikroskopischer Befund ... 52

3 Auswertung ... 55

4 Folgerungen ... 56

V. Klinische Erfahrungen ... 57

VI. Diskussion ... 59

VII. Schlußfolgerungen ... 66

VIII. Zusammenfassung ... 68

Literatur ... 70

Sachverzeichnis ... 81

I. Einleitung

1 Einführung

Nach Durchtrennung eines peripheren Nerven ohne nachfolgende Wiederherstellung der Kontinuität entsteht am proximalen Nervenstumpfende ein Trennungs- bzw. Amputationsneurom. Ausgiebige Untersuchungen über die Neuromentstehung und -behandlung wurden durch die zahlreichen Verletzungen und Amputationen während des Ersten und Zweiten Weltkrieges möglich. Hier sind besonders die Untersuchungen von *Huber* und *Lewis* (1920), *Leriche* (1937; 1950) und *White* (1946) zu erwähnen. In der letzten Zeit wurde durch die Entwicklung neuer Operationstechniken und -materialien das Neuromproblem immer wieder angegangen, da bis jetzt das Behandlungsproblem und das Schmerzphänomen noch nicht eindeutig geklärt werden konnten.

Nicht alle Neurome, die nach Nervenverletzungen oder Amputationen entstehen, verursachen Schmerzen. Entwickelt sich jedoch aus irgendeinem Grund ein schmerzhaftes Neurom, so entsteht für den Patienten ein quälender Zustand, der die Gebrauchsfähigkeit der betroffenen Extremität in Frage stellt. Für viele Amputierte bedeutet die Schmerzhaftigkeit eine noch größere Beeinträchtigung und einen noch tieferen Einbruch in ihre Lebenssituation als der Gliedmaßenverlust und die daraus entstandene Behinderung. Trotz zahlreicher experimenteller und klinischer Untersuchungen gilt auch heute noch das Zitat von *zur Verth* (1931): „Die Nervenversorgung ist das ungelöste Problem der Gliedmaßenabsetzung".

Dederich stellt im Jahre 1970 fest, daß bei Amputationen und Stumpfkorrekturen die Versorgung der Nerven am unbefriedigendsten bleibt. *Tupper* und *Booth* (1976) bezeichnen die operative Behandlung schmerzhafter Neurome als eine der undankbarsten, ja sogar frustrierendsten Aufgaben für den Chirurgen. Der Grund dafür ist die außerordentlich hohe Rezidivquote. *Foerster* (1935) beobachtete einen Patienten, der sich 17mal einer Neuromentfernung am Amputationsstumpf unterzog; ein anderer Patient wurde aufgrund von Rezidiven sogar 21mal operiert. Ähnliche Fälle finden wir bei *Wörner* (1970) und *Krücke* (1972). Auf solche Entwicklungen trifft man in der Literatur glücklicherweise nicht häufig; es gibt jedoch sicherlich nur wenige Chirurgen, die ein Rezidiv nach einer Neuromentfernung nicht beobachtet haben.

Die Neurombildung wird als physiologische Reaktion des zentralen Segmentes nach der Durchtrennung eines peripheren Nerven verstanden, wenn das Durchwachsen in das periphere Ende nicht möglich ist (*Beswerschenko* 1929; *Dederich* 1970).

Kaiser (1954) bezeichnet das Amputationsneurom als die Narbe, mit der ein Nerv nach Abschluß der frustranen Kontinuitätswiedererlangung endet. In zahlreichen klinischen und tierexperimentellen Studien wurde der Versuch unternommen, eine geeignete Behandlungsmethode zu finden, um die Neuromentwicklung bzw. -rezidivbildung zu verhindern. Der Erfolg ist nicht immer überzeugend, so daß sich in der Literatur immer wieder eine Art Resignation bemerkbar macht. *McKeever* hat schon in den vierziger Jahren davor gewarnt, bei Amputationsschmerzen aktiv zu werden, da der Schmerz durch den Eingriff nur schlimmer werden könne. 1974 berichtet *Spencer* über die bisher gemachten Erfahrungen und bezeichnet die Versuche, die Regeneration des Nervenstumpfes durch lokale Maßnahmen zu verhindern, als nicht erfolgversprechend. Er empfiehlt, die Aufmerksamkeit direkt auf die Ganglienzellen zu lenken und dort direkt hinzuwirken, um das weitere Wachstum des Nervenstumpfes zu limitieren. Eine ähnliche Haltung vertreten *Dietrich* u. Mitarb. (1974).

2 Fragestellung und Zielsetzung

Obwohl die Nervenfasern eine unvergleichbar große Regenerationsfähigkeit besitzen, sind wir der Meinung, daß es sich bei der Neurombildung nicht um eine „physiologische Spontanheilung" des verletzten peripheren Nerven handelt, sondern um eine krankhafte Veränderung im Sinne der „Sekundärheilung", ähnlich wie bei der hypertrophen Narben- bzw. Keloidbildung nach einer Hautwunde.

Die klinischen Erfahrungen in der Mikrochirurgie der peripheren Nerven haben gezeigt, daß nach einer exakten Wiederherstellung der Nervenscheide und Adaptation der Faszikel eine „Primärheilung" erzielt wird und es lediglich in Ausnahmefällen zu einer Neurombildung kommt. Es bleibt also die Frage, ob eine Primärheilung des Nervenstumpfes, auch ohne Wiederherstellung der Kontinuität – wie dies bei der Amputation der Fall ist – durch einen einwandfreien „Wundverschluß" möglich ist. Diese Frage ist Gegenstand der vorliegenden Arbeit. Mit den hier aufgezeigten Untersuchungen *soll versucht werden, ein Verfahren zur Behandlung bzw. Verhinderung des Amputationsneuroms zu entwickeln.* Solch ein Verfahren kann für die klinische Anwendung nur dann von Bedeutung sein, wenn es nachfolgende Eigenschaften in sich vereinigt:

1. die Erfolgsaussichten sollen hoch,
2. das Verfahren soll risikoarm sein;
3. es sollen keine komplizierten Sondereinrichtungen,
4. keine zusätzliche Verlängerung oder Erweiterung der Amputationsoperation erforderlich und
5. es soll relativ einfach erlernbar und praktikabel sein.

Wir haben es uns deshalb zur Aufgabe gemacht, im *Tierversuch zu prüfen,* ob nach der Durchtrennung eines peripheren Nerven ohne Kontinuitätswiederherstellung

1. die Heilung des proximalen Stumpfes unausweichlich mit der Neurombildung enden muß oder
2. durch lokale Maßnahmen am Nervenstumpf die Neuromentwicklung verhindert werden kann und
3. welche Prinzipien dafür maßgebend sind.

Da das Schmerzproblem beim Neurom im Tierversuch nicht beurteilt werden kann, werden wir aufgrund der klinischen Erfahrungen zu folgenden Fragen Stellung nehmen:

4. sind die entwickelten Verfahren klinisch anwendbar und
5. inwieweit wird der Neuromschmerz dadurch beeinflußt?

Den Hauptteil der Arbeit bilden eigene tierexperimentelle Untersuchungen. Die klinischen Erfahrungen beschränken sich auf ausgewählte Patienten mit Neurombeschwerden und Rezidivfälle.

Über die Neurombehandlung zu berichten verpflichtet dazu, eine übersichtliche Darstellung der modernen technischen und physiologischen Grundlagen, sowie die wesentlichen Schritte zu deren Verständnis zu erarbeiten und aufzuzeigen. Außerdem sollen anatomische und pathophysiologische Vorbemerkungen dazu dienen, einerseits eine klare Definition zu haben und andererseits mehr Klarheit über die Neuromentwicklung zu erhalten.

II. Gegenwärtiger Stand der Kenntnisse

1 Anatomie des peripheren Nervs

1.1 Aufbau des Nervs

Die peripheren Nerven lassen sich in drei Abschnitte unterteilen: in den Wurzelabschnitt (Vorder- und Hinterwurzel), den ganglio-radikulären und den peripheren Abschnitt. Dabei entspricht lediglich der periphere Abschnitt vom Spinalganglion bis zum Endorgan dem eigentlichen Begriff des peripheren Nervs.

Der periphere Nerv besteht aus neuralen (ektodermalen) und bindegewebigen (mesodermalen) Elementen. Die funktionelle Einheit des peripheren Nervs stellt das *Neuron* dar. Es besteht aus einer *Ganglienzelle,* die durch ihren Neuriten *(Axon)* mit dem Erfolgsorgan verbunden ist. Ein Axon, begrenzt von einer Membran *(Axolemm),* umgeben von Schwannzellen und einer Endoneuralscheide, wird als *Nervenfaser* bezeichnet. Die Nervenfasern werden innerhalb eines peripheren Nervs zu einem Nervenfaserbündel zusammengefaßt und im Bindegewebe eingebettet, das nach der Größenordnung der umhüllten Einheit verschieden bezeichnet wird. Die Nervenfasergruppen sind oft gemischt und enthalten sowohl motorische, sensible als auch vegetative Nervenfasern, die nach der *Stoffel*schen Erkenntnis (1913) in ihren Verlauf ständig ihre Lokalisation ändern und miteinander in einer Art Plexus verflochten sind. Eine bestimmte Anzahl von Nervenfasern wird durch das Perineurium zu einem *Faszikel* zusammengefaßt. Dieser bildet die makroskopische Einheit des peripheren Nervs. Der Nerv besteht aus mehreren Faszikeln, die von einem breiten, kollagenfaserhaltigen, gefäßreichen und Fettzellen enthaltenden Epineurium umgeben sind (Abb. 1).

Die Anzahl der Faszikel ist von einem Nerv zum anderen unterschiedlich und in einem peripheren Nerv von einem Abschnitt zum anderen. Man unterscheidet zwischen den mono-, oligo- und polyfaszikulären Nervensegmenten. Selbstverständlich sind diese Erscheinungsformen nicht bei allen Individuen und Species einheitlich; zum Beispiel zeigen die größeren Nerven der Ratte, auch der Nervus ischiadicus, im Vergleich zum Menschen nicht immer einen faszikulären Aufbau (*Röhlich* und *Knoop,* 1981). Sie erscheinen oligo- oder sogar monofaszikulär.

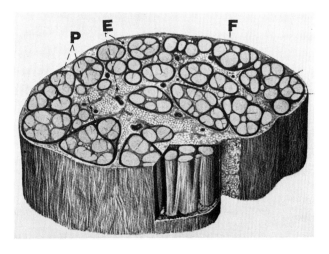

Abb. 1 Schematische Darstellung eines peripheren Nervs. Die epineuriumfreie Stelle zeigt den Verlauf der Nervenfaser (nach *Hippéli* und *Heine* 1981).
E = Epineurium
P = Perineurium
F = Faszikel

1.2 Mikroskopische Anatomie des Nervs

Der Aufbau der peripheren *Nervenfaser* umfaßt drei wichtige Bauelemente. Es sind dies das Axon mit dem Axoplasma, die Schwannzelle sowie die dazugehörige Myelinscheide (Abb. 2).

Das *Axon* ist ein Teil des Plasmas der Ganglienzelle, es ist von einer Membran (Axolemm) begrenzt. Im Inneren des Axoplasmas befinden sich vorwiegend Neurotubuli und Neurofilamente (*Schmitt* und *Samson* 1968; *Wuerker* 1970). Die Neurotubuli sind hohe, längsgerichtete Zylinder von 240 A° Durchmesser, sie bilden eine Art Skelett für das Axon bei gleichzeitiger Beteiligung am axonalen Transport. Ihre Anzahl ist nicht konstant; sie sind äußerst empfindlich gegenüber äußeren Einflüssen. Neurofilamente sind längliche Gebilde mit einem deutlichen Zentrum und einem Durchmesser von ca. 90 A°. Es besteht ein Zusammenhang zwischen den Neurotubuli und den Neurofilamenten. Beide sind am axonalen Transport beteiligt. Die Neurotubuli sind vor allem bei auswachsenden Axonsprossen sehr deutlich zu beobachten, während die Neurofilamente dagegen sehr wenig zum Geschehen beitragen (*Peters* et al. 1970). Ihre Bedeutung nimmt erst mit der axonalen Konsolidierung zu.

Daneben enthält der Achsenzylinder Mitochondrien, ovale karpuskuläre und visikuläre Einschlüsse unbestimmten Charakters.

Die abgrenzende Membran des Axons hat eine submikroskopische Dimension und bildet die Austauschfläche zwischen Schwannscher Zelle und dem betreffenden axonalen Abschnitt (*Robertson* 1959).

In jeder *myelinreichen Nervenfaser* ist das Axon von einer lamellenförmigen, myelinhaltigen und stark lichtbrechenden Markscheide umgeben. Sie besteht jeweils aus einer Schwannzelle, die das Axon so einhüllt, daß es von mehreren Schichten der doppelten Zellmembran der Schwannzelle umgeben ist. Durch die spiralförmige Umwicklung des Axons kommt es auf der dem Kern gegenüberliegenden Seite zu einer Duplikatur der Zellmembran, die als *Mesaxon* bezeichnet wird (s. Abb. 24).

Die Markscheide erfährt in regelmäßigen Abständen ringförmige Unterbrechungen, die sogenannten Ranvier-Schnürringe (Abb. 3). Im Bereich der Ranvierschen Schnürringe spielen sich die aktiven Erregungsprozesse sowie der ionale Stoffaustausch ab. Das Segment des zwischen zwei Ranvierschen Knoten gelegenen Faserabschnittes, *Internodium* genannt, ist anlagemäßig so groß wie die Schwannzelle. Die Länge der Internodien ist dem Faserdurchmesser und dessen Länge proportional.

Die Markscheidensegmente lassen am fixierten Material trichterförmige, das Axon umgebende Spalten, die „Schmidt-Lantermannschen Einkerbungen" erkennen. Das Zytoplasma und der Kern der Schwannzelle liegen außerhalb der Markscheidenschichten. Üblicherweise liegt der Nucleus direkt in der Mitte des Internodiums in einer wannenförmigen Eindellung der Markoberfläche. Das Zytoplasma der Schwannzelle ist

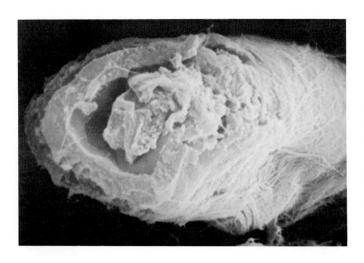

Abb. 2 Das typische Bild einer Nervenfaser aus dem Ischiasnerven der Ratte im Rasterelektronenmikroskop (8000fach).
Das Axoplasma hat sich von der Myelinscheide zum Teil abgelöst infolge einer Zusammenschrumpfung. Um die Myelinscheide findet sich eine dünne fibröse Schicht; die extrem feinen Kollagenfasern bilden ein Netz und verlaufen in verschiedenen Richtungen.

1 Anatomie des peripheren Nervs

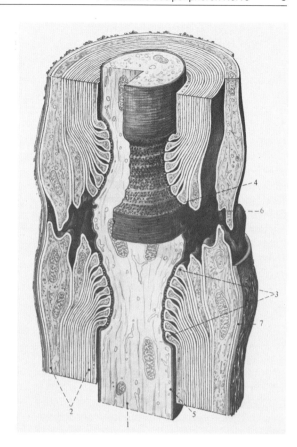

Abb. 3 Ultrastruktur einer myelinhaltigen Nervenfaser in Höhe des Ranvierschen Schnürringes (nach *Hippéli* und *Heine* 1981).
1 Axon mit Neurotubuli, Neurofilamente und Mitochondrien
2 Markscheide
3 seitliche Schleife der Schwannzelle
4 Zonulae occludentes
5 Periaxonalspalt
6 Internodalzone
7 Basallamina

überwiegend in der Umgebung des Kerns und an der Zellgrenze angesammelt. Es enthält neben Mitochondrien noch tröpfchen- und kommaförmige Einschlüsse sowie Vakuolen. Eine Basalmembran, die jede Schwannzelle umgibt und die regelrecht einscheidet, erlaubt eine Differenzierung von den Fibroblasten, den Makrophagen und den Mastzellen. Die Zellgrenzen sind durch fingerförmige Fortsätze untereinander verzahnt. Die Schwannzellen stellen durch ihre Membran das Material für den Myelinisationsprozeß bereit. Der Grad der Myelinisation wird angeregt von der Dicke des Axons. Die Schwannzelle isoliert das Axon und versorgt jeden Axonabschnitt mit essentiellen Metaboliten zur Aufrechterhaltung der Axonfunktion.

Jede Nervenfaser wird von einer bindegewebigen Hülle, dem *Endoneuralrohr*, umgeben. Es dringt in die Ranvierschen Schnürringe ein und wird nach innen vom Neurilemm ausgekleidet.

Die *marklosen Nervenfasern*, von *Remak* „graue Fasern" genannt, werden nicht von einer Markscheide, sondern nur von Zytoplasmafortsätzen der Schwannzelle umgeben. Das Kaliber dieser Faser liegt zwischen 1 und 2 μ. Die Schwannzellen umschließen gleichzeitig mehrere marklose Fasern.

Die Nervenfasern werden nach *Erlanger* und *Gasser* (1937) in *drei Hauptgruppen unterteilt*. Diese unterscheiden sich nach anatomischen und physiologischen Gesichtspunkten durch ihren Myelinisationsgrad und der sich dadurch ergebenden unterschiedlichen Nervenleitgeschwindigkeit. Jeder periphere Nerv enthält Faszikel aller drei Gruppen.

Bei den *A-Fasern* handelt es sich um markhaltige Nervenfasern mit einem Durchmesser von 2,5 bis 16 μ und mit einer Leitgeschwindigkeit von 15 bis 160 m/sec.

Die *B-Fasern* sind ebenfalls markhaltig; sie treten hauptsächlich präganglionär auf mit einem Durchmesser von ca. 3 μ und einer Leitgeschwindigkeit von 3 bis 15 m/sec.

Die *C-Fasern* sind myelinfreie, somatisch afferente und postganglionäre motorische Fasern mit einem Durchmesser von 0,5 bis 1,5 µ und einer Leitgeschwindigkeit von 0,3 bis 1,6 m/sec.

1.3 Die Nervenhüllen

Die aus Axon und Myelinscheide bestehende und mit dem Endoneuralrohr begrenzte Nervenfaser wird von zartem retikulärem Bindegewebe, dem *Endoneurium,* umgeben. Zwischen den einzelnen Nervenfasern verlaufen zarte endoneurale Septen, die Blut- und Lymphkapillaren enthalten. Im Vergleich zu den Kollagenfasern im epineuralen Raum sind sie etwa halb so dick (*Roehlich* und *Knoop* 1961).

Das *Perineurium* umfaßt eine bestimmte Anzahl von Nervenfasern zu einem Bündel oder Faszikel. Es werden zwei verschiedene Bauelemente beobachtet; dem Endoneurium anliegend finden sich lamellenförmig angeordnete Zellschichten; nach außen schließt sich eine derbe Bindegewebsschicht an (s. Abb. 42). *Shanthaveerappa* und *Burne* (1963, 1964) nennen die Lamellenzellschicht „Perineuralepithelium". *Lehmann* (1953, 1957) benutzt dafür den Ausdruck „Neurothelium". Elektronenmikroskopische Beobachtungen haben dann zu einer einheitlichen Meinung geführt (*Roehlich* und *Weiss* 1955; *Thomas* 1963). Es ist jetzt üblich, die lamellenartige Scheide um den Faszikel als „Perineurium" zu bezeichnen. Die Anzahl der Lamellen und damit die Dicke des Perineuriums ist vom Durchmesser des Faszikels abhängig (*Sunderland* und *Bradley* 1952). Gewöhnlich sind 10 bis 15 dieser Lamellen vorhanden. Die Perineuralzellen sind im Besitz von doppelseitigen, auffallend dicken Basalmembranen und miteinander fest verbunden. Das wichtigste feinmorphologische Merkmal des Perineuriums ist die enge Apposition zwischen den Zellen der einzelnen Schichten (*Krücke* 1972). Die Metaboliten sind dadurch gezwungen, ihren Weg durch das Zytoplasma mittels Pinozytose zu nehmen. Somit hat sich die *Krnjevic*sche Annahme von 1954 vom Perineurium als einer Diffusionsbarriere des Nervs mittels Elektronenmikroskopie bewahrheitet. Gleichzeitig erhält das Perineurium den positiven Druck innerhalb des einzelnen Faszikels aufrecht, der durch den beständigen.Axoplasmadruck erzeugt wird (*Sunderland* und *Bradley* 1952). Entsteht ein „Leck" im Perineurium, so kommt es zu einer Herniation von Endoneuralgewebe (*Sunderland* 1946).

Das *Epineurium* schließt die Faszikel zu einem peripheren Nerv zusammen und füllt den Raum zwischen ihnen mit lockerem Bindegewebe aus. Nach *Lang* (1962) werden zwei Schichten unterschieden, und zwar die äußere Bindegewebsschicht, die die Verbindung zum umliegenden Gewebe herstellt, die Conjunctiva nervosa, und die tiefe Schicht, das Stratum fibrosum epineurii. Die kräftige und etwas dichter gebaute innere Schicht besteht hauptsächlich aus Kollagenfasern, weniger aus Fibroblasten und elastischen Fasern (*Spencer* 1974). Die Kollagenfasern sind in der Mehrzahl in Längsrichtung angeordnet, sie enthalten viel Fettgewebe. Die Conjunctiva nervosa des Epineuriums bildet gleichzeitig mit dem sie umgebenden lockeren Gewebe ein Gleitlager für den Nerv. In der relativ lockeren, tiefer gelegenen Schicht, die auch die interfaszikulären Räume auskleidet, finden sich Lymph- und Blutgefäße.

1.4 Gefäßversorgung der Nerven

Im peripheren Nerv findet sich eine reiches Gefäßnetz (*Sunderland* 1945). Mit der Gefäßversorgung der peripheren Nerven haben sich bereits *Haller* (1756), *Ranvier* (1878) und *Tonkoff* (1898) intensiv befaßt. Jedoch erst mit den Arbeiten von *Sunderland* (1945) und *Smith* (1966) konnten die topographischen Besonderheiten und die Systematik der Blutversorgung der einzelnen Nerven weitgehend geklärt werden.

2 Pathologische Veränderungen nach Nervenverletzungen

Je nach Art und Stärke der einwirkenden mechanischen Faktoren können die Nervenschädigungen entweder das Hüllgewebe oder auch die Nervenfaser erfassen. Hat die Nervenläsion die Faser erfaßt und ist die Wiederherstellung der Kontinuität infolge von Vernarbung oder Defektbildung nicht gelungen, so entwickelt sich ein Trennungsneurom.

2.1 Einteilung der Nervenläsionen

Das zweckmäßige Schema zur Einteilung von Nervenverletzungen von *Seddon* (1943) hat heute noch seine Gültigkeit. Er unterscheidet:

a) Neuropraxie,
b) Axonotmesis,
c) Neurotmesis.

Sunderland (1952) unterteilt die Axonotmesis in drei Schädigungsgrade. Während die Einteilung von *Seddon* eher die klinischen Erscheinungen und die makroskopischen Veränderungen des Nervs berücksichtigt, hat *Sunderland* den Schwerpunkt auf die anatomische Beschaffenheit des Nervs, einschließlich seiner Hüllmembran, gesetzt.

Als *Neuropraxie* (Grad I nach *Sunderland*) wird die leichteste Art der Nervenschädigung bezeichnet. Es handelt sich um eine *geschlossene, segmentale reversible Schädigung*, etwa durch eine leichte Dehnung oder Druckeinwirkung. Die anatomischen Strukturen bleiben intakt. Die Ursache kann ein kleines Hämatom sein; meistens werden die myelinhaltigen Fasern betroffen. Passagere segmentale Veränderungen der Markscheide können auftreten. Die Leitfähigkeit wird vorübergehend unterbrochen. Klinisch machen sich transistorische, sensible und vor allem auch motorische Ausfälle bemerkbar. Die spontane Funktionsrückkehr erfolgt nach kurzer Zeit.

Die *Axonotmesis* (Grad II nach *Sunderland*) bedeutet nach *Seddon* die *Unterbrechung der Achsenzylinder bei erhaltenen Nervenhüllen*. Bei der Schädigungsart kommt es zu einer kompletten motorischen und sensiblen Lähmung mit Muskelatrophie und trophischen Störungen. Der distale Nervenabschnitt unterliegt der Wallerschen Degeneration. Da die Endneuralrohre erhalten sind, finden die regenerierenden Fasern intakte Leitbahnen vor. Die Regeneration kann ohne Behinderung erfolgen. Das Weiterwachsen der Axonsprossen läuft nach dem alten Verteilungsmuster; man spricht dann von einer *„isomorphen Neurotisation"*. Eine vollkommene Restitution ist zu erwarten, die je nach Lokalisation der Schädigung eine gewisse Zeit benötigt.

Schädigungen *III. Grades nach Sunderland:*

Sie werden als *Läsionen der Axone und der Endneuralrohre bei intakter Bündelstruktur* definiert. Es liegt also eine Faserschädigung bei erhaltenem Perineurium und Epineurium vor. Interfaszikuläre Hämatombildung und Schwellung können zu einer Durchblutungsstörung des Faszikels führen durch Erhöhung des interneuralen Druckes. Fibrosen und Vernarbungen sind in diesem Falle nicht ausgeschlossen, wodurch die Regeneration

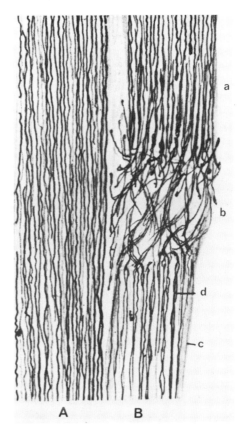

Abb. 4 Schema der Regeneration nach partieller Nervenläsion (nach *Cajal* 1928)
a proximaler Stumpf
b Narbe
c distaler Stumpf
d regenerierende Nervenfaser

der Achsenzylinder behindert wird. Ein *Neurom* kann sich bilden. Die Regeneration erfolgt in diesem Fall im Sinne der „*heteromorphen Neurotisation*" (Abb. 4).

Schädigungen *IV. Grades nach Sunderland:*

Hier ist auch *das Perineurium beschädigt, bei erhaltener Kontinuität des Nervs.* Die Faszikelstruktur ist nicht mehr intakt. Durch den interfaszikulären Überdruck kommt es zur Ausstülpung des endoneuralen Gewebes. Regenerierende Axone wachsen im epineuralen Raum weiter und bilden ein *Neurom* (Abb. 5). Die Läsionsstelle wird zum Teil durch Narbengewebe ersetzt; die spontane Restitution ist nicht mehr möglich, eine chirurgische Intervention ist notwendig.

Die *Neurotmesis* (Schädigung V. Grades nach *Sunderland*):

Sie bedeutet eine *vollständige Nervendurchtrennung*. Die Nervenenden retrahieren auseinander, es entsteht eine Lücke. Den regenerierenden Axonen fehlen die Leitschienen, da kein Kontakt mit der Peripherie besteht. Sie wachsen wirr in der Umgebung und bilden mit der Narbe ein *Endneurom*. Eine spontane anatomische und funktionelle Wiederherstellung ist ohne chirurgische Versorgung nicht möglich.

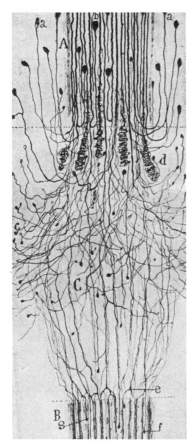

Abb. 5 Schema der spontanen Regeneration und Überbrückung einer kleineren Lücke (nach *Cajal* 1928).
A proximaler Stumpf
B distaler Stumpf
C Narbenplexus
a rückläufige Nervenfasern (extrafaszikulär)
b rückläufige Axone (intrafaszikulär)
c Wachstumskolben
d PERRONCITOS-Spiralen
e Bifurkation der Fasern
f Wachstumskolben extratubal
g Wachstumskolben intratubal

2.2 Degenerationsvorgänge

Nach einer Nervendurchtrennung stehen sich zwei ungleichwertige Strukturen gegenüber: ein zentraler Stumpf mit Anschluß an das Perikaryon und ein distaler Abschnitt.

Die *retrograde Degeneration* wurde in ihrem Ausmaß von vielen Autoren verschieden beurteilt. *Lehmann* und *Hayes* (1967) sehen den Übergang zum proximal unversehrten Perikaryon als Limit für die zentralen Veränderungen an. *Mumenthaler* und *Schliack* (1965) sowie *Krücke* (1955) beziehen sich auf *Engelmann* (1876), der eine aufsteigende Degeneration nur bis zum ersten Ranvierschen Schnürring beobachtet. Dagegen gibt *Seddon* bereits 1943 (1943a) schon ein Ausmaß von einem bis zu mehreren Zentimetern an. *Spencer* stellt 1974 fest, daß die retrograde Degenerationsstrecke hauptsächlich von der Lokalisation der Nervenläsion und ihrem Ausmaß abhängt. Sie kann sich bis zu zehn Millimetern ausdehnen. Innerhalb der einzelnen Faszikel können verschiedene Fasern in unterschiedlichem Maße reagieren.

Bereits nach vier Stunden werden die ersten Degenerationsmerkmale im proximalen Stumpf sichtbar (*Kreuzberg* 1963; *Thomas* 1969) in Form der reaktiven, ödematösen Anschwellung des Axons. Die Spätveränderungen zeigen sich in Form von auffällig dünnen Axonen bei unveränderter Markscheidenstärke (*Schroeder* und *Seiffert* 1972).

Die *Wallersche Degeneration* ist ausgeprägter als die retrograde. Es kommt zum Abbau der Myelinscheide und des Achsenzylinders mit nachfolgender Auflösung und Resorption der Abbauprodukte unter Bildung sogenannter Verdauungskammern oder „Ovoide". Nach vierzehn Tagen sind die gröbsten Myelin- und Axonfragmente phagozytiert, es lassen sich allerdings noch nach einem Jahr, eingerahmt von neu ausgewachsenen Axonen, Schuttfragmente mikroskopisch nachweisen (*Morris* u. Mitarb. 1972) (s. Abb. 43).

Nach erfolgter lysosomaler Digestion wird das Zytoplasma der Schwannzellen wieder heller und organellenärmer. Sie legen sich jetzt kettenförmig überlappend zu dem typischen Verband der *Hanke-Büngner*schen Bänder aneinander.

Für die Wiederherstellung der Kontinuität bzw. für das Auswachsen der regenerierenden Axone in das distale Segment sind sowohl die Endoneuralröhre als auch die Hanke-Büngnerschen Bänder von großer Bedeutung (*Thomas* 1966a). Kommt es nicht zur Wiederherstellung dieses Kontaktes, schrumpft die Endoneuralröhre, und die Schwannzellen bilden sich zurück (*Schroeder* 1972a).

2.3 Regeneration der Myelinhaltigen Nerven

Das Perikaryon wird von *Walter* (1850) und von *Cajal* (1928) als Ursprung bzw. „trophisches Zentrum" für die Regenerationsvorgänge im peripheren Nervensystem bezeichnet. 1963 kann *Droze* durch biochemische und autoradiographische Untersuchungen nachweisen, daß die Proteinsynthese im Perikaryon stattfindet.

Die Nervenverletzung und die damit verbundene retrograde Degeneration, die zur Chromolyse führt, sind als auslösende Faktoren für die Zunahme der Zellaktivität zu betrachten (*Grafstein* und *Mac Quarrie* 1978). Nach *Kreuzberg* und *Schubert* (1971) beginnt jetzt innerhalb kürzester Zeit der Start zur Regeneration.

Drei Tage nach der Nervendurchtrennung setzt ein *Aussprossen der Schwannzellen des distalen Nervenstumpfes* ein. Die *proximalen Axonstümpfe*, die der retrograden Degeneration entgangen sind, schwellen durch eine Ansammlung von Enzymen, Vesikeln, Tubuli, Filamenten und neurosekretorischen Granula (*Weiss* und *Hiscoe* 1948; *Blümke* und *Niedorf* 1965) an. Bereits vier bis sechs Tage nach der Verletzung entsenden die Achsenzylinder büschelförmige Regenerate. Die Axonsprossen treten teils terminal von den Endkolben und teils lateral von den Ranvierschen Schnürringen auf (*Wechsler* und *Hager* 1962) (s. Abb. 44).

Ein wichtiger Faktor bei der jetzt stattfindenden Aussprossung kommt der *Leitungsführung* zu. Je ungeordneter das Gewebe an der Läsionsstelle ist um so häufiger besteht die Gefahr der Irritation bzw. Abweichung der Fasern. Parallele Leitstrukturen führen nicht nur zu einem geordneten Wachstum der Axone, sie verhindern auch weitgehend das Eindringen von Bindegewebe aus der Umgebung. Im Idealfall, wenn die Lücke von nur ganz geringem Ausmaß und durch die Aussprossung von Schwannzellen überbrückt ist, kommt es zu einer *spontanen Heilung*.

Holms und *Young* (1942) beobachten, daß sich die regenerierenden Axone des proximalen Stumpfes an den vom distalen Segment ausgewachsenen Schwannschen Zellsträngen orientieren. Beide Strukturen bewegen sich aufeinander zu und werden zunächst durch die Orientierung des zwischen den Stümpfen liegenden Mediums geleitet, das aus seröser Flüssigkeit, Blutkoageln oder Granulationsgewebe gebildet ist. *Für die Vereinigung beider Nervenstümpfe ist also die Aktivität der Schwann-Zellen maßgebend;* sie können vom distalen Stumpf aus bis zu 2 cm eine Brücke bilden, wenn ein adäquates Milieu vorliegt.

Jahrelang wurde darüber diskutiert, welche Faktoren die *Wachstumsrichtung der Axone* mitbeeinflussen. Abgesehen von dem schon bekannten zentrifugal wirkenden Druck des Axoplasmas und von der Theorie des geringsten Widerstandes, bedürfen zwei wichtige Erklärungen der näheren Betrachtung: *Cajal* (1928) führte das Auswachsen regenerierender Nervenfasern gegen einen degenerierenden peripheren Nervenstumpf auf eine von letzterem ausgehende „chemotropische" Anziehungskraft zurück.

Weiss (1940) lehnt das Vorhandensein solcher „Locksubstanzen" ab und stellt die Theorie der „*Kontaktführung*" auf, d.h. die Spitze der Faser folgt den Gerüststrukturen der Wegstrecke. Heute wird allgemein anerkannt, daß sich die Endkolben der wachsenden Achsenzylinder an den ultramikroskopischen Oberflächenstrukturen, den sogenannten „Pathway structures", der umgebenden Gewebe orientieren (*Seddon* 1943a; *Lytton* und *Murray* 1954; *Nigst* 1955; *Knoche* und *Blümke* 1963; *Mumenthaler* 1963; *Krücke* 1972).

Liegen parallele Pfade vor, kommt es zu geordnetem, im Narbengewebe aber zu ungeordnetem Wachstum.

Lundborg und *Hansson* haben 1980 die „chemotropische" Theorie neu belebt. Sie haben im Tierexperiment und später auch in Gewebskulturen (*Lundborg* und *Nechamson* 1983) folgende Beobachtungen gemacht: Fehlt der distale Stumpf, so stagniert die Regenerationsphase bald; ist das distale Segment vorhanden, so finden die regenerierenden Nervenfasern den Weg dorthin, unabhängig von Lage und Struktur des Zwischenraumes. Die Autoren sind der Meinung, daß die „*Chemotaxie*" der Zellen des peripheren Nervs dabei die Hauptrolle spielt.

Die *Perineuralzellen* zeigen, wie auch die Schwannzellen, schon in der ersten Woche nach der Nervenverletzung eine deutliche Aktivität (*Thomas* und *Jones* 1967). Bald wird man, der Regenerationsphase entsprechend, proliferative und synthetisierende Formen dieser Zellen beobachten (*Blümke* und *Niedorf* 1965). Die zahlreichen dünnen, neugebildeten Axone, die zunächst als Gruppen in die Hanke-Büngnerschen Bänder eintreten, lösen sich aus dem Verband. Sie werden von eigenen Schwann-Zellen mit einer Basalmembran umgeben. Zu Beginn der *Myelinisierung* erscheint das Axon in der Hüllzelle versenkt. Ein Zytoplasmavorsatz der Schwann-Zelle wächst zu einer flachen Zunge aus und umwickelt das Axon mehrfach (*Geren* 1954).

Nach *Weinberg* und *Spencer* (1975) werden die Schwann-Zellen von dem regenerierten Axon zur Myelinbildung induziert. Ist das Wachstum der Axone behindert, so bleibt auch die Myelinisierung nur gering (*Nigst* 1955). Die Myelinisation des Rattennerven entwickelt sich innerhalb von zwei Wochen (*Spencer* 1974). Die myelinfreien Axone wachsen in Gruppen weiter. Die Axonensprossen bilden dann *kleinere Faszikel*, die von flachen Zellen umrandet werden. Die Gruppierung in kleinen Faszikeln wird erst ab der vierten Woche beobachtet, wobei *das Perineurium* neu gebildet wird (*Masson* 1932; *Nagotte* 1932; *Denny-Brown* 1946; *Terry* und *Harkin* 1959).

Die regenerierenden Achsenzylinder können jedoch in ihrem Querschnitt vermindert bleiben, falls sie dünnere Neurilemm-Röhren erreichen, wie zum Beispiel nach einer langzeitigen Degeneration oder Kompression. Andererseits nehmen aber auch schmale Axone, die in größere Röhren einwachsen, nicht an Dicke zu, da von proximal der Nachschub eingeschränkt bleibt (*Nigst* 1955).

Alles weist darauf hin, daß der Achsenzylinder, der zuerst das Endorgan erreicht, schneller an Umfang zunimmt (*Mumenthaler* und *Schliack* 1965).

2.4 Neurombildung

Das Neurom ist das Ergebnis des Regenerationsversuches eines durchtrennten peripheren Nerven (*Huber* und *Lewis* 1920; *Nigst* 1955; *Spencer* 1974). *Poth* und Mitarb. (1945) betrachten die Neurombildung nach einer Nervendurchtrennung als ein natürliches Phänomen, weil einerseits der periphere Nerv eine unbegrenzte Kapazität der Regeneration besitzt, solange die Nervenzelle intakt ist, andererseits fehlt die Nervenscheide, die das irreguläre Wachstum der Axone limitieren kann. Die exzessive Regeneration des Nervs wird gestört, wenn die Axonensprossen auf ein Hindernis treffen. Sie werden aus ihrer Richtung gelenkt und bilden dann unregelmäßige Verflechtungen oder enden frei, verkrümmt und verknäult im Gewebe. Zusammen mit wuchernden Schwannzellen, Fibroblasten, Kollagenfasern und Blutgefäßen bilden sie dann einen Neuromknoten.

2.4.1 Historischer Überblick

Odier hat 1811 als erster in der Literatur in seinem „Manual de médecine pratiqué" den Ausdruck *Neurom* gebraucht. Er bezeichnet damit jene Nervengeschwülste, die nach einer Nervenverletzung am proximalen Nervenstumpf entstehen; er hält sie allerdings für Tumoren. Im Jahre 1828 berichtet *Wood* von 24 Neuromfällen; er beschreibt deren pathologisches Wesen. *Wood* unterscheidet dabei nicht zwischen schmerzhaften und klinisch stummen Neuromen.

Ursachen und Natur der Neurome bleiben zeitweilig unbekannt. *Langstaff* findet beim Neurom keine Spur von Nervenstrukturen. *Probst* (1832) hält sie für Tumoren bindegewebiger Natur. *Smith* unterteilt 1849 die Neurome in zwei Gruppen:

Neurome mit spontanem Ursprung und
andere aufgrund von Nervenverletzungen.

Kölliker (1890) bezeichnet alle Geschwülste des peripheren Nervs als Neurom; er unterscheidet – wie *Virchow* – zwischen „wahren" und „unwahren" Neuromen. Als echte Neurome bezeichnet er Geschwülste, die aus neugebildetem Nervengewebe bestehen, während er Mixome der Nerven und Fibrome als falsche Neurome bezeichnet.

Nach dem Ersten Weltkrieg führen *Huber* und *Lewis* (1920) eine experimentelle Untersuchung zur Prüfung der Entstehung und Behandlung von Durchtrennungsneuromen durch. Dank ihrer Pionierarbeit werden erstmals histologische Veränderungen im Ablauf der Neuromentstehung geklärt.

Im deutschsprachigen Raum beschäftigen sich *Foerster* (1927), *Beswerschenko* (1929), *Gagel* (1941), *Tauber* (1949), *Strahberger* (1951) und *Krueger* (1955) mit der Entstehung, Verhütung und Therapie von Stumpfneuromen. Neben einer Übersichtsarbeit von *Swanson* (1961) verdienen die Arbeiten von *Cole* (1968), *Cragg* (1970) und *Mathews* und *Osterholm* (1972) sowie die elektronenmikroskopischen und rasterelektronenmikroskopischen Untersuchungen von *Spencer* (1974) Erwähnung. Neuere Untersuchungen über die Behandlung von traumatischen Neuromen stammen von *Petropoulos* und *Stefanko* (1961), *Tupper* und *Booth* (1976), *Herdon* u. Mitarb. (1976), *Nelson* (1977), *Swanson* u. Mitarb. (1977) sowie *Boese-Landgraf* und *Gorkisch* (1981).

2.4.2 Neuromentwicklung

Ein Neurom entwickelt sich regelmäßig nach jeder Nervenverletzung (*Stooky* 1922). Diese Eigenschaft der Neurombildung weisen alle peripheren Nerven auf (*Snyder* und *Knowles* 1965; *Gillesby* und *Wu* 1965), sowohl sensible als auch motorische wie gemischte oder vegetative Nerven (*Morio* 1969).

Die Faktoren, welche die *Form, Größe* und *Morphologie* des Neuroms beeinflussen können, werden von mehreren Autoren näher betrachtet und diskutiert: Während *See* (1878) glaubt, daß das Narbengewebe die Neurombildung induziert, haben *Huber* und *Lewis* (1920) experimentell nachgewiesen, daß die Neurombildung regelmäßig und bei jeder Nervenschädigung abläuft, unabhängig von Vernarbung oder Infektion. *Petropoulos* und *Stefanko* (1961) sind der Meinung, daß weder die Läsionshöhe noch die Durchblutungssituation des proximalen Nervenstumpfes für die Form bzw. Größe des Neuroms von Bedeutung sind. Lediglich durch die Infektion entwickelt sich eine „hypertrophic, anisomorphic" Form. *Eaton* (1980) ist der Ansicht, daß das Verletzungsniveau und die Verletzungsart in dieser Beziehung doch von Wichtigkeit sind.

Über den *Mechanismus* und den *Zeitablauf der Neuromentwicklung* sind sich die meisten Autoren einig. Nach der Nervendurchtrennung retrahiert das Epineurium, das Endoneurium mit den Nervenfasern wölbt sich vor. Die Nervenspitze bleibt ca. vier Tage frei von Hüllgewebe (*Morris* u. Mitarb. 1972). Wie oben beschrieben, laufen dann degenerative und regenerative Vorgänge am proximalen Stumpf gleichzeitig ab. Innerhalb einer Stunde kommt es zu einer Schwellung des Nervenendes durch den vermehrten Axoplasmafluß. In den nächsten zwei Tagen findet sich eine Zellproliferation, hauptsächlich der Schwann-Zellen, jedoch auch unter Mitbeteiligung der Peri- und Endoneuralzellen sowie Endothelzellen, für die das Fibrinnetz der Blutkoagel als Gerüst dient. Korrespondierend mit einer Zunahme der metabolischen Aktivität der Nervenzelle wachsen nach vier Tagen die Axonsprossen (*Snyder* und *Knowles* 1965). Sie zeigen elektronenmikroskopisch eine Anhäufung von Mitochondrien und anderen Zellorganellen. Ab der zweiten Woche ist eine deutliche Verbreiterung mit Längenwachstum des Nervenendes zu beobachten (*Dietrich* u. Mitarb. 1974). Das Auswachsen der Axone verlangsamt sich mit zunehmender Fibrinisierung der Umgebung und sistiert schließlich bei abnehmender Syntheseleistung der Nervenzelle. Innerhalb von *drei Wochen* entsteht ein voll ausgebildetes Neurom (*Huber* und *Lewis* 1920; *Dukker* u. Mitarb. 1969; *Battista* und *Craviotó* 1981). *Leriche* (1937) weicht von dieser Meinung ab und erwähnt, daß das Neurom zwei bis drei Jahre kontinuierlich weiterwächst, vor allem, wenn es ständig Irritationen von außen (Druck) oder von innen (Fremdkörper) ausgesetzt wird. Eine gewisse Rückbildung soll nach Ansicht von *Sunderland* (1968) manchmal sogar möglich sein.

2.4.3 Neuromtypen

Die Neurombildung ist nach *Sunderland* (1968) der Beweis dafür, daß *zumindest die endoneuralen Strukturen* verletzt sind. Je nach Schweregrad der Schädigung können sich nachfolgend genannte Neuromtypen entwickeln:

a) Interneurales Neurom

Es handelt sich um einen Neuromknoten innerhalb des Nervs bei erhaltener Kontinuität. Der Nerv erscheint *spindelförmig* aufgetrieben oder zeigt *seitlich* eine auffällige Verdickung. Distal davon kann der Nerv auf einer kürzeren Strecke auch verjüngt sein, so daß insgesamt eine sand-

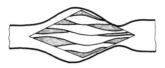 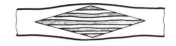

Abb. 6 Neurom in Kontinuität ohne Unterbrechung der Nervenfasern. Die Nervenfaszikel können sich nach der Neurolyse wieder normalisieren (in Anlehnung an *Samii* 1980).

uhrförmige Deformierung entsteht. Diese Neuromform wird vor allem bei chronischen Druckschäden, wie zum Beispiel beim Carpaltunnelsyndrom am Handgelenk oder beim Mortonschen Neurom am Vorfuß, beobachtet. Eine dauernde Kompression führt zum Axoplasmastop und zur Schwellung der Nervenfasern proximal der Druckstelle. In diesen Fällen ist eine Spontanerholung nach Beseitigung der Druckursachen (Neurolyse) zu erwarten (Abb. 6).

Bei starken Konstruktionen, ständigen Dehnungsvorgängen oder wiederholten Mikrotraumen kommt es trotz anatomischer Kontinuität der Faszikel und des gesamten Nervs zur Schädigung der Nervenfasern (*Axonotmesis* oder Schädigung dritten Grades nach *Sunderland*) (Abb. 7).

Ein *laterales Neurom* weist oftmals auf eine Perineuriumschädigung von einem oder mehreren Faszikeln hin (*Schädigung vierten Grades* nach *Sunderland*). Das Perineurium stellt eine Diffusionsbarriere und einen mechanischen Schutz für das Faserbündel dar. Es hält den Überdruck innerhalb des Faszikels und verhindert ein Auswachsen der durchtrennten Axone. Wird es beschädigt, kommt es zur Herniation des Endoneuralgewebes *(Sunderland* 1946). Die Nervenfasern wachsen im epineuralen, interfaszikulären Raum aus und bilden einen lateral gelegenen Neuromknoten (Abb. 8). Die übrigen Faszikel können im

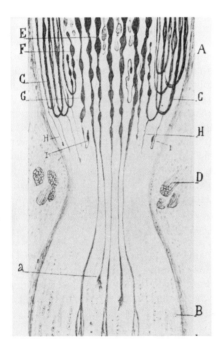

Abb. 7 Spindelförmiges Neurom infolge einer chronischen Konstruktion (D). Im proximalen Teil (A) zeigen die Axonsprossen die typischen Veränderungen, wie z. B. Rückkehr (F) und spiralförmigen Verlauf (C). Im distalen Teil (B) herrscht die Degeneration, nur vereinzelte Regenerate (a) überqueren die Druckstelle (nach *Cajal* 1928).

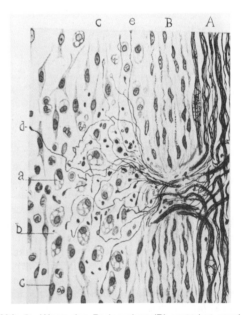

Abb. 8 Wenn das Perineurium (B) rupturiert, wachsen die Nervenfasern (A) in den epineuralen Raum (C) aus und bilden mit den Schwannzellen (a) einen Neuromknoten. Die Nervenfasern verlaufen wirr durch die Endo- und Perineuralzellen (nach *Cajal* 1928).

Laufe der Zeit unter der Druckwirkung des Neuromknotens atrophieren; die Leitfähigkeit des Nervs ist entweder unterbrochen oder reduziert. Ist die Nervenschädigung ausgedehnt und die entstandene Lücke relativ groß, so kann ein sanduhrförmiges Erscheinungsbild auch in diesem Falle auftreten, da distal des Neuromknotens die Lücke nur mit Bindegewebe gefüllt wird, das später schrumpfen kann. Die Indikation zur operativen Revision wird gestellt, wenn der Verlauf ungünstig zu bleiben scheint und keine Remission zu erwarten ist. Nach Spaltung des Epineuriums und Darstellung der Nervenfaszikel wird das Neurom reseziert und die Kontinuität wiederhergestellt (Abb. 9).

b) Trennungsneurom

Diese Neuromart tritt nach einer *Neurotmesis* auf. Nach einer Nervendurchtrennung retrahieren beide Enden auseinander; es entsteht eine Lücke, die Blutkoagel und Gewebetrümmer beinhaltet. Ist die Lücke relativ klein und ist das Epineurium teilweise erhalten, so überbrücken die proliferierenden Schwannzellen, zusammen mit dem Bindegewebe, die Strecke. Da die Nervenhüllen und vor allem das Perineurium fehlen, entwickelt sich ein Neuromknoten, der je nach Ausdehnung und Läsion, Haematombildung und Schädigung der Nachbarstrukturen mehr oder weniger groß sein kann. Nur wenigen Nervenfasern gelingt der Anschluß zum distalen Segment, wo die Wallersche Degeneration abläuft (Abb. 10). Ein totaler Ausfall der Nervenfunktion ist hier gesetzmäßig. Die Behandlung besteht darin, das Neurom zu resezieren und die Kontinuität wiederherzustellen. Ist die entstandene Lücke klein, so kann eine sekundäre End-zu-End-Naht durchgeführt werden. Ist die End-zu-End-Naht nur unter Spannung möglich, so verbietet sich deren Durchführung, da anschließend keine Regeneration und Restitution zu erwarten sind, sondern eher ein Neuromrezidiv (*Samii* und *Wallenborn* 1972). Nach Resektion eines großen Neuroms im Bereich des Nervenstammes ist eine gute Adaptation der Faszikelgruppen unerläßlich, da-

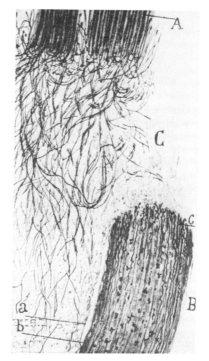

Abb. 10 Nach einer totalen Durchtrennung eines peripheren Nervs bildet sich am zentralen Stumpf (A) ein Neurom (C), während im distalen Teil (B) die Wallersche Degeneration abläuft (nach *Cajal* 1928).

mit ein epineurales Wachstum der Axone verhindert wird. Hier ist die interfaszikuläre Nerventransplantation nach *Millesi* die Operation der Wahl (*Millesi* 1962; 1972; 1983; *Samii* 1980).

c) Amputationsneurom (Endneurom)

Dieser Neuromtyp entwickelt sich am proximalen Nervenstumpf wie auch das Trennungsneurom, mit dem Unterschied, daß das distale Nervensegment hier fehlt und damit die therapeutische Möglichkeit durch die Kontinuitätswiederherstellung hinfällig ist. Der Neuromknoten zeigt sich makroskopisch als eine kolbige, kugelige oder auch plattgedrückte Anschwellung des zen-

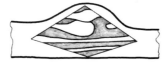 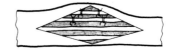

Abb. 9 Neurom in Kontinuität, wobei die Nervenfaszikel teilrupturiert und teildruckgeschädigt sind. Nach Resektion des Neuromknotens ist die Wiederherstellung der Kontinuität durch Transplantat erforderlich (in Anlehnung an *Samii* 1980).

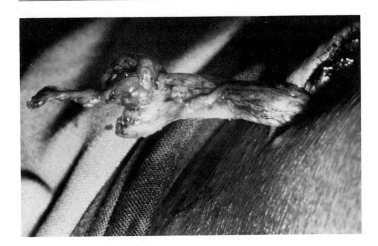

Abb. 11 Neuromknoten bei einem Oberschenkelamputierten mit den typischen freilaufenden Nervenfaszikeln.

tralen Nervenendes. Er ist von doppelter oder mehrfacher Größe des normalen Nervenkalibers und von derber Konsistenz. Oft verlaufen einige Nervenkabel aus der Kapsel heraus und sind mit der Umgebung verwachsen. Der Nervenstumpf ist gewöhnlich oberhalb des Neuromknotens verdickt (Abb. 11). Schneidet man den Neuromknoten durch, so sieht die Schnittfläche weißlich und fibrös sowie minderdurchblutet aus. Bei älteren Fällen sind auch Kalkablagerungen vorhanden. Liegen mehrere Nervenstämme nebeneinander wie beim Oberarm, so können sie ein gemeinsames pilzförmiges Neurom bilden (*Dederich* 1970).

2.4.4 Mikroskopische Eigenschaften des Amputationsneuroms

Sämtliche Nervenelemente (Axon, Schwannzellen, Epi-, Peri- und Endoneurium) sind auch im Neurom vorhanden, lediglich die Proportionen und Relationen der Strukturen zueinander sind verschoben. Zwischen dem schmerzhaften und schmerzfreien Neurom konnte kein histologisch erkennbarer Unterschied eruiert werden. Die für das *Neurom charakteristischen Befunde* (Abb. 12) werden im Folgenden zusammengefaßt:

Spezifisch für das Neurom ist das knäuelförmige und irreguläre Wachstum der *Axone,* das erstmals von *Perroncito* im Jahre 1907 beschrieben wurde. Es wird dadurch gebildet, daß die regenerierenden Axonenspitzen auf Narbengewebe stoßen. Es finden sich dünne und verzweigte, sowohl markhaltige als auch markfreie Nervenfasern.

Die myelinfreien Nervenfasern überwiegen jedoch deutlich (*Wall* 1974; *Craviotó* und *Battista* 1981). Sie kreuzen sich oder bilden eine plexusartige Verbindung (*Blumberg* und *Jaenig* 1981), wobei es zu einer direkten Berührung von zwei myelinfreien oder einem myelinfreien Axon kommt. Diese direkten Kontakte werden als Ursache *„artifizieller Synapsen"* und damit auch als schmerzauslösender Faktor angesehen.

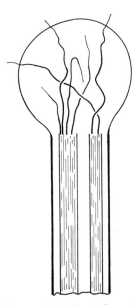

Abb. 12 Schematische Darstellung eines Neuromknotens: Die Kapsel ist relativ dünn und lückenhaft. Die Nervenfasern sind im Verhältnis zu denen im Nervenstamm dünn, verzweigt und überwiegend myelinfrei. Sie kreuzen sich und zeigen einen wirren Verlauf.

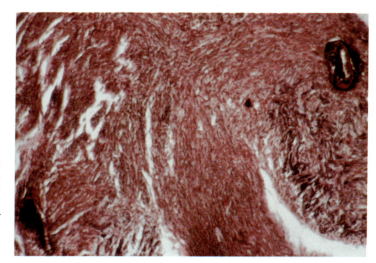

Abb. 13 Das typische histologische Bild eines Neuromknotens. Die Nervenfasern zeigen sowohl im Bereich des Neuroms als auch im Bereich des Nervenstammes (in der Mitte) einen unregelmäßigen Verlauf. Zahlreiche myelinfreie, dünne neugebildete Axone verlaufen wirr, ohne sich in Faszikeln zu gruppieren (HE 100fach).

Die Axone im proximalen Anteil zeigen sich häufig myelinisiert, während sie in den distalen Zonen dünn myelinisiert oder sogar völlig myelinfrei auslaufen (*Spencer* 1974; *Cervos-Narvarro* und *Weller* 1973).

Die *Axon/Schwannzellen-Relation* ist bei den marklosen Axonen oft recht unregelmäßig (*Schroeder* und *Seiffert* 1970).

Kennzeichnend ist auch der nicht ausgebildete *Endoneuralraum* (*Mumenthaler* und *Schliack* 1965). Die Nervenfasern zeigen keine reguläre Gliederung in *Faszikeln* (Abb. 13); sie sind lediglich in kleinen Bündeln zusammengefaßt (sogenannte „Compartimentation") (*Morris* u. Mitarb. 1972). Die Faserbündel sind vom dünnen neugebildeten *Perineurium* umgeben. Das neugebildete Perineurium besitzt in der Regel eine geringere Lamellenzahl, es entsteht wahrscheinlich aus undifferenzierten Fibroblasten (*Thomas* und *Jones* 1967). Es ist nicht immer eine komplette Schicht vorhanden (*Battista* und *Craviotó* 1981a). Manche myelinhaltigen Nervenfasern liegen extrafaszikulär, frei vom Perineurium, im epineuralen Raum; andere penetrieren die fibröse Kapsel und verwachsen mit der Umgebung (*Swanson* 1961; *Mumenthaler* und *Schliack* 1965).

Histologisch auffällig ist die Zunahme der *Perineuralzellen* im Neurom. Dies wird als spontaner Versuch, das Wachstum der Axone zu zügeln (*Craviotó* und *Battista* 1981), gewertet. Die Autoren unterscheiden bei den aktiven Perineuralzellen zwischen dem *proliferativen* und dem *synthetisierenden* Typ. Die *Endothelzellen* der Gefäßwand scheinen auch im Elektronenmikroskop aktiviert zu sein; eine Emigration wird beobachtet (*Katenkamp* und *Stiller* 1978).

Das Neurom ist minderdurchblutet trotz der oft reichlichen *Vaskularisation* der Kapsel. Das endoneurale Kapillarsystem ist nur mangelhaft ausgebildet. Die parafaszikuläre Anordnung der Kapillaren überwiegt (*Krücke* 1974; *Ferrière* u. Mitarb. 1969). Somit muß der Stoffwechsel durch die mehr oder weniger restituierte Diffusionsbarriere des Perineuriums erfolgen.

Degenerative Veränderungen sind im Neurombereich selten, jedoch proximal davon bis zum Ranvierschen Schnürring zu beobachten. Hier findet man auch manche Miniaturfaszikel (*Morris* u. Mitarb. 1972).

Die *Kapsel* des Neuroms besteht aus proliferierenden Fibroblasten und epineuralem Gewebe; sie ist lückenhaft ausgebildet.

3 Problematik der Stumpfneurome

Die Schmerzproblematik der Amputationsstümpfe ist so alt wie die Amputationschirurgie selbst (*Ritter* 1920; *Thompson* 1972). Trotz einer Verbesserung der Operationstechnik und deutlicher Reduzierung der Komplikationen bleibt die Nervenversorgung immer noch problematisch (*Dederich* 1970) und das Neuromphänomen ungelöst. Man hat die Neuromschmerzen mit den örtlichen Gegebenheiten erklärt, wie zum Beispiel dem Vorliegen einer Neuritis, Strangulation des Nerven durch derbe Narben, Reizung durch Splitter oder Verwachsungen in der Callusmasse oder ähnlichen, oder man hat sie auf psychische Überlagerung zurückgeführt. Heutzutage wird nicht mehr nach einem bestimmten Schema amputiert, sondern nach physiologischen Gesichtspunkten; die Operation erfolgt in gewebeschonender Technik unter Berücksichtigung der Myoplastik und anderer wichtiger Maßnahmen (*Cotta* 1978; *Marquardt* und *Martini* 1979) mit dem Ziel der Schaffung eines gut durchbluteten und belastungsfähigen Stumpfes. Hierdurch konnten sicherlich viele Amputationsprobleme beseitigt werden, jedoch nicht das Neurom- und Schmerzproblem. Das ist der Grund der Renaissance dieses Themas, das im Mittelpunkt zahlreicher grundlegender Forschungsarbeiten in den letzten zehn bis fünfzehn Jahren stand.

3.1 Die Schmerzsensationen

Von *Ambrois Paré* im 16. Jahrhundert stammt die erste detaillierte Beschreibung der Schmerzsensation des Amputationsstumpfes. *Courvoisier* (1886) macht die Fixation des Nervenstumpfes in der Narbe für den Stumpfschmerz verantwortlich. Eine ähnliche Ansicht vertritt *Witzel* (1894); er weist darauf hin, daß es praktisch keinen älteren Amputationsstumpf gibt, der kein Neurom aufweist; ausgenommen sind die echten intrauterinen Amputationen, bei denen sich die Nervenstämme verdünnen und in einem feinen bindegewebigen Stamm auslaufen (*Benett* 1889).

Der *Prozentsatz der Patienten mit Stumpfschmerzen* bzw. mit Neurombeschwerden ist in der Literatur sehr unterschiedlich angegeben (*Foerster* 1927; *Kühn* 1942; *Sorgo* 1948; *Krainick* und *Thoden* 1976). Er ändert sich von einer Klinik zur anderen – je nach Patientengut –, da gewöhnlich nicht die Klinik, die die Amputationen durchführt, auch zwangsläufig die Nachsorge der Patienten übernimmt.

„Der Schmerz ist eines der fundamentalsten biologischen Phänomene; er kann nicht auf eng begrenzte Faserzügel beschränkt werden" (*Foerster* 1935). Die *Schmerzursache* ist vielseitig und hat ihre Wurzel in der Persönlichkeitsstruktur und der psychischen Stimmungslage, wobei auch soziale, atmosphärische und andere Faktoren eine nicht unerhebliche Rolle spielen (*Gilles* 1969). Es ist jedoch unbestritten, daß bei den Stumpfbeschwerden die lokalen Verhältnisse die Hauptursache sind. Die psychischen Störungen können sekundär Folge der unerträglichen Schmerzzustände sein (Abb. 14).

In diesem Rahmen möchten wir das Schmerzproblem beim Amputationsstumpf nur von einem bestimmten Blickwinkel erläutern, und zwar, inwieweit das *Amputationsneurom als auslösender Faktor* in Betracht kommt.

Für ein besseres Verständnis dieser Problematik halten wir eine kurze Darstellung der zur Zeit gültigen *Physiologie des Nervenschmerzes* für erforderlich.

Der Schmerz umfaßt eine Kette physiologischer und psychologischer Reaktionen vom Ort der Schmerzentstehung in der Peripherie bis zur Verarbeitung in subkortikalen und kortikalen Strukturen (*Struppler* 1981). Für den Schmerz sind zwei Mechanismen verantwortlich:

1. übersteigerte afferente Impulse (zu viel an Nociceptivenanstrom) oder
2. zu wenig an zentraler Hemmung.

Man unterscheidet zwei Fasertypen, die den Schmerz im peripheren Nerven ableiten: die A-Deltafaser (dünne markhaltige Fasern): sie vermittelt vorwiegend den rasch wahrnehmbaren, hellen Schmerz und die C-Faser (marklose, dünne Fasern): sie vermittelt den verzögert wahrnehmbaren, tiefen Schmerz.

Aus den verletzten Zellen werden Prostaglandine und Thromboxane freigesetzt; diese induzieren Schmerz auf zwei Wegen:

1. durch direkte Irritation oder Stimulation des Nociceptors oder
2. sie sensibilisieren den Nociceptor auf dem Wege des „verstärkten Mechanismus" für Bradykinin und ähnliche Substanzen. Seelische und emotional gesteigerte Erregungen führen durch Histamin und Serotonin einerseits zur Herabsetzung der Schmerzschwelle

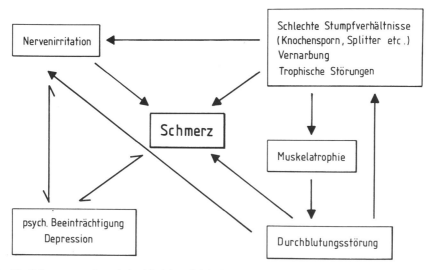

Abb. 14 Die Schmerzursachen sind zahlreich und vielschichtig. Sie beeinflussen sich gegenseitig.

und andererseits zur Intensivierung des Stimulus (*Omer* 1981).

Spricht man von Schmerzempfindungen bei Amputationen, so muß man ganz klar den Phantomschmerz und die Kausalgie vom reinen Neuromschmerz unterscheiden.

3.1.1 Phantomschmerz

Der Begriff „*Phantom*" wurde von *Mitchell* 1872 nach Beobachtung von neunzig Amputierten geprägt. Während das *Phantomgefühl* bei den meisten Patienten sofort oder wenige Tage nach der Operation auftreten kann und im Laufe der Zeit wieder verschwindet, treten die *Schmerzen im Phantomglied* frühestens einen Monat, spätestens ein Jahr post operationem auf. *Sunderland* (1968) bringt diese Termination mit der Neuromentwicklung in Zusammenhang. Uns interessiert hier nur die Wechselwirkung zwischen Neurom und Phantomschmerz.

Über *die Ursache* des Phantomschmerzes werden verschiedene Theorien aufgestellt (*Kühn* 1942; *Kallio* 1950; *Soloren* 1962; *Sunderland* 1968; *Siegfried* und *Zimmermann* 1981). Zwei Theorien werden von den meisten Autoren vertreten:

Die *zentrale Theorie*, die sich auf die Fixation, die Erinnerung und die Genese im zentralen Nervensystem stützt und auf diesem Wege die Erscheinungen zu klären sucht;

die *periphere Theorie*, die im Gegensatz dazu darauf hinausgeht, die Ursache in den ständigen Reizen der verletzten Nerven im Amputationsstumpf zu suchen.

Sunderland (1968) faßt seine Betrachtungen zu diesem Problem zusammen:

„We may conclude that peripheral irritation of stump origin is unquestionably an important element in the creation of the phantom state and in the causation of stump phantom pain."

Der Phantomschmerz kann ohne weiteres auch ohne Neurom auftreten, oder zumindest ist ein Neuromknoten nicht tastbar. Andererseits kann ein Neurom den Phantomschmerz auslösen (*Riddoch* 1941; *Coburn* 1945; *Lorente de Nó* 1944). Für die *Mitwirkung der peripheren Nerven bei der Auslösung des Phantomschmerzes* sprechen folgende Beobachtungen:

1. die Amputationsstümpfe zeigen bei Phantomschmerzen oftmals auffällige Veränderungen, zum Beispiel Vernarbung, Hyperästhesie usw.;
2. der Phantomschmerz tritt auf der gleichen Seite wie der Neuromknoten auf;
3. der Phantomschmerz kann durch Druck auf den Neuromknoten bzw. auf eine bestimmte Stelle der Narbe ausgelöst werden;
4. der Phantomschmerz kann erfolgreich mit der Infiltration eines Lokalanästhetikums behandelt werden und kann nach der Neuroment-

fernung völlig verschwinden (Patient *K. Mario*);
5. atmosphärische Veränderungen lösen den Phantomschmerz über die Wirkung des Sympathicus im Neurom aus (auf diesen Punkt wird später eingegangen).

3.1.2 Kausalgie

Unter der Kausalgie versteht man einen permanenten Schmerz von brennendem Charakter mit Ausstrahlung nach proximal, der nach der Verletzung eines Nervenstammes auftreten kann, verbunden mit einer Störung des sympathischen Nervensystems. Die physiologische *Ursache* dieses Schmerzes ist nach allgemeiner Meinung *eine Hyperfunktion des Sympathicus* (*Jänig* 1980). Psychische und emotionale Labilität spielen auch eine Rolle. Nach *Barnes* (1953) entsteht in Folge einer Nervenverletzung eine *künstliche Synapse zwischen efferenten sympathischen und afferenten sensorischen* Fasern; somit kommt es zu einer Kurzschlußschaltung zwischen den sympathischen und sensorischen Fasern. Die efferenten Impulse bewirken das Freiwerden einer Substanz in der Peripherie, die entweder den Schwellenwert für die peripheren Reize mindert oder selbst afferente Impulse setzt, die sich mit denjenigen summieren, die direkt an der Synapse entstehen.

Weitere „Cross-Stimulation" *zwischen motorischen und sensorischen Fasern* an der Verletzungsstelle des peripheren Nerven haben *Granit* et al. (1944) festgestellt, wobei die dünnen C-Fasern besonders für die „Fiber-Interaction" empfänglich sind. Diese Synapsen erklären auch das Auftreten von Kausalgien bei bestimmten Bewegungen des Amputationsstumpfes. Das Aussprossen mehrerer regenerierender Axone aus einer zentralen Faser und die weitere Verzweigung der Axone in der Narbe tragen dazu bei, die Anzahl der fehlerhaft gekreuzten Innervation zu steigern.

3.1.3 Neuromschmerz

Bei dieser Schmerzart handelt es sich um einen lokalisierten, brennenden, provozierbaren Schmerz. Durch Druck oder Berührung kann ein unangenehmes elektrisierendes Gefühl oder ein Phantomschmerz ausgelöst werden (*Mumenthaler* 1969).

Die *Ursachen* des Neuromschmerzes sind seit langer Zeit bei vielen Autoren ein Diskussionsthema; die meisten Autoren vertreten die Meinung, daß ein Neurom Schmerzen verursacht, wenn es an der Oberfläche liegt und ständigem *Druck* von außen ausgesetzt ist oder wenn *Verwachsungen* mit der Amputationsnarbe bzw. mit dem -knochen vorliegen, so daß ein Dauerreiz durch Bewegungen entsteht (*Witzel* 1894; *Bardenheuer* 1908; *Beswerschenko* 1929; *Göldner* 1935; *Leriche* 1937 und *Schoenbauer* 1947). *Laborde* et al. (1982) haben bei ihren Fällen einen Zusammenhang zwischen der Wundheilung und Neurombeschwerden festgestellt. Bei verzögerter Heilung sind die Neuromschmerzen stärker und nur schwer beherrschbar, was nach Meinung der Autoren auf die negative Wirkung der Vernarbung des Nervenendes und der Umgebung hinweist. Früher wurde die chronische *Neuritis* häufig als Urheber des Schmerzes angeschuldigt (*Gretsel* 1920; *Corner* 1918). Da manchmal schmerzhafte Neurome ohne erkennbare äußere Ursache auftreten, hat sich das Interesse zahlreicher Forschungsarbeiten auf die *morphologischen Besonderheiten des Neuroms* in diesem Zusammenhang konzentriert. *Sunderland* schreibt in seiner Monographie im Jahre 1968;

„The pain has its origin, initially if not permanently, in the fine nerve fibers that represent the bulk of the neuroma".

„Measures suppressing axon regeneration should therefore, provide an ideal solution to the problem of painful neuromas".

Veränderungen des *Hüllgewebes, der Nervenfasern* und der *Durchblutungsverhältnisse* werden für den Schmerz verantwortlich gemacht.

Lejars (1889) hat bereits auf dieses Problem hingewiesen. *Leriche* (1949), der mittels einer Arteriographie reichlich ausgebildete *Gefäßschlingen* im Neurom darstellen kann, macht diese für das Zustandekommen vasomotorischer Störungen verantwortlich. Diese vasomotorischen Störungen wiederum beschuldigt er für das Auftreten von Schmerzen. Andere Autoren sprechen von einer Minderdurchblutung, sogar Ischaemie des Neuroms (*Lorente de Nó* 1944). *Bigellow* und Mitarb. (1945) beschuldigen die *schlechten Blutverhältnisse* des Neuroms als Schmerzursache und führen zwei Mechanismen an:

1. die Ischaemie und Anoxie sowie
2. die Akkumulation von metabolischen Resten, die nicht abtransportiert werden können, stimulieren die Schmerzfasern.

Krücke bestätigt 1972 in seinen Untersuchungen, daß im Neurom die endoneuralen Gefäße äußerst selten sind und der überwiegende Anteil des Stoffwechsels über die Perineurium-Barriere abgewickelt wird. *Wall* (1981) stellt bei seinen experimentellen Untersuchungen fest, daß bei Neuromen die Blut/Nerven-Barriere fehlt. Molekulare Substanzen haben direkten Kontakt zu den Axonen und können in das Axon eindringen, so daß ein verletzter Nerv nicht nur von abnormalen Zellen (Fibroblasten), sondern auch vom abnormen chemischen Milieu umgeben ist. Dies würde nach seiner Meinung die Erregbarkeit des Nervs negativ beeinflussen.

Durch die Ischaemie im Neurom kommt es zur Verschiebung der Verhältnisse der verschiedenen Fasergruppen, wobei die dünnen C-Fasern überwiegend anzutreffen sind, da diese Nervenfasern gegen Ischaemie widerstandsfähiger sind.

Weil im Neurom zahlreiche *C-Fasern* vorhanden sind, was auch andere Autoren bestätigen (*Mathews* und *Osterholm* 1972; *Wall* und *Devor* 1978), wird die Schwelle für den brennenden Schmerz herabgesetzt, so daß ein normaler Stimulus, wie das Berühren, als Schmerz empfunden wird. Dagegen ist die Schwelle für den stechenden Schmerz in den dicken Fasern erhöht.

Trotter (1944) gibt eine andere Erklärung ab. Für ihn ist eine *mangelhafte Isolierung* der regenerierten sensiblen Fasern für den Schmerz verantwortlich; obwohl die Leitfähigkeit dadurch geringer als normal bleibt, sollen diese Fasern stattdessen explosiver und übertriebener auf normale Reize reagieren.

Auffällig beim Neurom sind auch die zahlreichen *künstlichen Synapsen* zwischen efferenten sympathischen sowie motorischen und afferenten sensorischen Fasern. Diese Erscheinungsformen als Schmerzursache werden im Rahmen der Kausalgiebesprechung bereits angedeutet. Schon *Doupe* u. Mitarb. (1944) weisen darauf hin. Moderne elektrophysiologische und elektronenmikroskopische Untersuchungen haben diese Tatsache bestätigt.

Nach den tierexperimentellen Untersuchungen von *Wall* und *Gutnick* (1974) läßt sich mit Entstehen des Neuroms ein ständiger Afferenzstrom aus unmyelinisierten Fasern über die Hinterwurzel ableiten. Diese Aktivität wird durch Blutzirkulation, synaptische Einflüsse und mechanische Reize ausgelöst. In seiner Untersuchung findet *Wall* (1981), daß die regenerierenden Axone erhöhte Empfindlichkeit für Norepinephrine aufweisen. Dazu kann er spontane Impulse registrieren, die dadurch zustandekommen, daß viele der regenerierten Nervenfasern sich kreuzen.

Eine erhöhte sympathische Nervenaktivität könnte so ein bedeutender Faktor in der Entwicklung und der Beibehaltung gewisser schwerer klinischer Schmerzzustände sein (*Wiesenfeld* und *Hallin* 1981; *Blumberg* und *Jaenig* 1981).

Sunderland (1968), *Evans* und Mitarb. (1968) sowie *Tupper* und *Booth* (1976) haben bei schmerzhaften Neuromen *freie Faszikel* beobachtet, die aus dem Neuromknoten herauswachsen und der Reizung von außen ausgesetzt sind. Diese Autoren sind der Meinung, daß die ungeschützten Nervenfasern die Hauptrolle bei den Neurombeschwerden spielen.

Bei sämtlichen oben beschriebenen Schmerzarten kann ein Zusammenhang zwischen den Schmerzzuständen und den pathologischen Veränderungen im Neurombereich festgestellt werden. Aufgrund dieser Beobachtungen ist man lange Zeit bemüht gewesen, die Stumpfschmerzursache im Neurom zu finden und zu beseitigen. In unzähligen klinischen und tierexperimentellen Untersuchungen ist der Versuch unternommen worden, eine geeignete Methode zu finden, um die Neurombildung zu verhindern; da diese Verfahren oft nicht erfolgreich gewesen sind, werden immer neue Methoden entwickelt und auch klinisch erprobt. Über 150 Verfahren sind bekannt geworden (*Snyder* 1961).

4 Behandlungsmöglichkeiten des Amputationsneuroms

Charakteristisch für das Amputationsneurom ist die gute Ansprechbarkeit auf Lokalanästhesie, die hauptsächlich zum Test angewandt wird. Ist diese Austestung positiv verlaufen, so empfiehlt sich die operative Revision.

Zahlreiche Verfahren wurden und werden auch heute noch praktiziert, wobei die Wirkung oft Zweifel aufkommen läßt. Bei Rezidiven wird die Operation wiederholt oder eine andere Methode versuchsweise angewandt. Bei anhaltenden unbeeinflußbaren Schmerzen wird eventuell die Indikation für größere neurochirurgische Eingriffe gestellt, wie die hintere Wurzelresektion, Chordotomie, Implantation eines Elektrostimulators oder stereotaktische Maßnahmen (*Foerster* 1935; *Gilles* 1969; *Sturm* u. Mitarb. 1975; *Millesi* 1981 und andere).

Die Vielzahl der Behandlungsmöglichkeiten läßt erkennen, wie schwierig die Beherrschung des Neuromschmerzes auch heute noch ist. Sie reicht von den Manipulationen am zentralen Nervensystem bis zum Nihilismus (*Krainick* und *Thoden* 1976; *McKeever* 1946).

4.1 Bisherige Therapieversuche

Zur Anwendung kommen symptomatische Behandlungsmaßnahmen wie das Umspritzen des Nervenendes mit Lokalanästhetikum, Elektrostimulation, Akupunktur und ähnliches zur Schmerzbekämpfung. Der Erfolg ist jedoch nicht von Dauer.

In der Annahme, daß der Neuromschmerz durch die äußere Reizung verursacht wird, sind verschiedene Operationsmethoden entwickelt worden, um den Reizzustand zu beseitigen, wie z. B. die Verlagerung des Nervenstumpfes in eine geschützte Lage mit oder ohne vorherige Resektion des Neuromknotens – oder die Verwendung verschiedener Schutzvorrichtungen um die neugesprossenen Axone. Da das Schmerzphänomen beim Neurom multifaktoriell ist, konnten diese Maßnahmen nicht zum gewünschten Erfolg führen.

Hauptziel der örtlichen Anwendung bleibt, die Neurombildung am proximalen Nervenstumpf zu verhindern. In den meisten bisher bekannten Verfahren wurde versucht, das Axonenwachstum zu stoppen, indem das Nervenende mehr oder weniger zerstört wird. Die danach entstandene Narbe soll die Axonenregeneration verhindern. Außerdem wurde versucht, den Wachstumsstop durch mechanische Hindernisse zu erzielen; dabei werden verschiedene Möglichkeiten ausgeschöpft:

a) physikalische, wie die Vereisung, Koagulation und ähnliche;
b) mechanische, wie die Ligatur, Einhüllung in verschiedene Materialien, Quetschung, Überkappung;
c) biologische, wie zum Beispiel die End-zu-End-Anastomose oder die Einpflanzung des freien Nervenendes in die Muskulatur oder in den Nervenstamm und die Durchtrennung mit anschließender Wiedervereinigung des Nervenstumpfes;
d) chemische – durch Injektionen neurotoxischer Substanzen, Konservierungsmittel oder Cortison.

Viele dieser Behandlungsmaßnahmen gehören der Geschichte an, wie die Vereisung (*Janvier* 1970) sowie die Injektion von Alkohol (*Sicard* 1916, *Huber* und *Lewis* 1920), Formalin (*Foerster* 1927) und Phenol (*Beswerschenko* 1929).

Einige der wichtigsten, bzw. meist praktizierten Verfahren werden im Anschluß kurz beschrieben und mit einer Stellungnahme zu den bekanntgewordenen Ergebnissen bzw. zu der Modifikation und Anwendbarkeit versehen.

Die älteste Methode besteht in einem weiten Vorziehen und möglichst *hoher Absetzung des Nervs* mit einem scharfen Skalpell.

Diese Methode wird bereits im Jahre 1852 von *Verneull* erdacht und von *Billroth* und *Witzel* praktiziert.

Eine radikale Methode wird von *Perthes* (1915), *Lehmann* (1921) und *Schloessmann* (1915) sowie auch von *Foerster* (1927) erfolgreich angewandt. Es handelt sich um die *Neurexhairese,* die auf eine Beschreibung von *Thiersch* (1889) zurückzuführen ist. Man versteht hierunter die radikale Ausräumung eines Nerven in seinem Verlauf bis über das nächste Gelenk. Diese Methode wird bald ad acta gelegt, da letztlich wiederum Trennungsneurome sehr weit proximal entstehen und andererseits die Anwendung dieser Operationstechnik große Schäden anrichtet, so daß eine Nachamputation der Gliedmaßen notwendig wird.

Bardenheuer (1908) versenkt die Schnittfläche am Nervenende in den Nervenstamm; er entwickelt die „*Neurinkampsis*"-Methode. Während er über gute klinische Erfahrungen berichtet, kritisiert *Krueger* (1916) die Methode, da sie „das Übel nicht an der Wurzel faßt, denn das Neurom wird am Querschnittsende doch immer wieder entstehen". Auch *Beswerschenko* (1929) erzielt mit dieser Methode negative Ergebnisse.

Cushing vernäht *die Querschnitte je zweier zentraler Nervenstümpfe miteinander*. Im Jahre 1954 propagiert *Reichert* die End-zu-End-Anastomose von zwei benachbarten Nerven. *Cantero* (1978) berichtet über gute klinische Erfahrungen, die er mit dieser Methode gemacht hat. *Samii* (1974; 1980) empfiehlt die Einschaltung eines Nerventransplantates zwischen beiden Nervenstümpfen.

Krueger (1916) zerquetscht das Nervenende mittels einer Klammer. Das Ziel seiner Operationsmethode ist, daß die Regeneration der Nervenfasern nur innerhalb der vernarbten Nervenscheide erschöpft werden soll.

Corner (1918) hält die Quetschung für zu risikoreich. *Huber* und *Lewis* (1920) stellen in ihren Tierexperimenten fest, daß im Idealfall die Neurombildung lediglich verzögert, jedoch nicht verhindert wird. Trotzdem ist diese Operationsmethode nicht der Vergangenheit angehörig, sie wird immer wieder praktiziert. *Spencer* hat diese Methode im Jahre 1974 erneut im Tierversuch überprüft und über negative Erfahrungen berichtet.

Zur Verhinderung der Faszikelaussprossung haben *Lortat* und *Mita* in den zwanziger Jahren die *Ligatur des proximalen Nervenstumpfes* mit einem Draht oder Catcutfaden empfohlen. Im Jahre 1959 greift *Lenggenhager* diese Idee wieder auf und modifiziert sie insofern, als er den Nerv dreimal mit abnehmender Intensität zentralwärts, vor der Unterbindung, quetscht.

Chavanaz (1940) spricht sich ebenfalls für diese Methode aus unter der Voraussetzung, daß die Perineuralräume permanent wasserdicht verschlossen bleiben, wobei die Nervenscheide keinerlei Schaden erleiden darf, was sicherlich in der Praxis als „Glücksfall" zu betrachten wäre. Untersuchungen von *Gillesby* und *Wu* (1965) und *Krzewicki* (1972) zeigen, daß diese Methode mit einer hohen Fehlerquote behaftet ist und die pathologischen Veränderungen dadurch sogar ausgeprägter als nach einer einfachen Nervendurchtrennung sein können (*Battista* und *Craviotó* 1981).

Bier (1900) bildet eine *Kappe aus der Nervenscheide* und stülpt diese auf die Schnittfläche des Nervs.

In der Annahme, daß das *Epineurium* das Axonenwachstum zügeln kann, hat *Chapple* (1917) seine Operationsmethode entwickelt, die eine Verfeinerung der Technik von *Bier* (1900) darstellt:

Das Epineurium wird ringförmig zurückpräpariert. Die Nervenfaszikel werden abgetragen und das Epineurium über die Faszikelstümpfe gestreift und kappenartig darüber vernäht (s. Abb. 8).

Sechzig Jahre später haben *Tupper* und *Booth* ein ähnliches Verfahren – allerdings in mikrochirurgischer Technik – veröffentlicht. Sie führen eine „*Funiculectomy*" mit anschließender Ligatur des Epineuriums durch. Trotzdem werden nur 63% der Fälle von Erfolg gekrönt.

Battista und Mitarb. (1981) übernehmen die gleiche Idee und verfeinern diese Technik weiter. Sie führen die „*Fascicle ligation*" durch. Die einzelnen Faszikel werden freigelegt, und ohne Schädigung des Perineuriums oder der Querverbindung wird jedes Faserbündel „zwei"mal ligiert. Der Abschnitt dazwischen wird mit dem Mikrokauter koaguliert.

Eine andere Meinung zur Verhinderung der Neurombildung vertritt *Moszkowitz* im Jahre 1918. Er führt die Neuromschmerzen auf das schlechte Lager, in dem sich das Neurom befindet, zurück. Gewöhnlich handelt es sich hierbei um minderdurchblutetes derbes Narbengewebe; deshalb empfiehlt er die *Verpflanzung des Nervenstumpfes in die benachbarte Muskulatur* mit dem Ziel, daß die ausspießenden Faszikel in das Muskelgewebe einwachsen. Damit will er die Noxe, welche die Beschwerden hervorruft, ausschalten.

Dreißig Jahre später hat *Teneff* diese Idee aufgegriffen. Nach Meinung von *Sunderland* (1968) bietet diese Operationsmethode lediglich einen besseren Schutz und angenehme Polsterung für das Nervenende; eine Beeinflussung auf die Neurombildung oder die -beschwerden besteht nach seiner Meinung nicht, da die Schmerzen bei Bewegungen durch die Nervenreizung entstehen. In diesem Zusammenhang möchten wir auf die Untersuchungen von *Granit* et al. (1944), *Wall* (1981), *Blumberg* und *Jaenig* (1981) hinweisen. *Laborde* und Mitarb. berichten 1982 über schlechte Ergebnisse in 65% ihrer Fälle.

Lewis sowie *Craig* und *Walker* haben unabhängig voneinander beobachtet, daß Nervenenden, in Knochen bzw. in der Callusmasse eingeklemmt, kein Neurom bilden. Angeregt durch diese Beobachtung, versucht *Boldrey* (1943) die Axonenausprießung aus dem Nervenstumpf zu verhindern, indem er diesen *im Knochen* einbettet. *White* (1946) konnte mit dieser Operationstechnik in vier von fünf Fällen ein gutes Resultat erzielen. *Zilch* und Mitarb. (1982) haben Rezidive nur in 12% der Fälle beobachtet. *Seddon* soll nach den Angaben von *Nigst* (1955) diese Methode wieder verlassen haben, nachdem er sie von 1940 bis 1943 angewandt hatte. Auch *Munro* und *Mallory* (1959) haben diese Technik nach ihren klinischen Erfahrungen aufgegeben. *Petropoulos* und *Stefanko* (1961) beobachten in ihren Tierversuchen eine hohe Versagerquote. Negativ wird dieses Verfahren auch von *Tooms* (1972) beurteilt.

1880 hat *Glück* die *Verkappung* des Nervenstumpfes mit einem entkalkten Knochenstück empfohlen, nachdem der Nerv weit proximal verkürzt wird. *Weiss* und *Taylor* (1943a) *verhüllen den Nervenstumpf mit einem Arterienanteil.*

Snyder (1961) wählt den gleichen Weg, jedoch unter Benutzung eines *Veneninterponates*. *Rigoni* und Mitarb. (1983) können im Tierversuch nachweisen, daß die Regeneration und das weitere Wachstum eines Nervs in einem Gefäßinterponat begrenzt bleiben, da andere wichtige Begleitstrukturen, wie die Schwannzellen im Interponat, nicht vorhanden sind.

Spurling (1943) wählt das *Tantalium* zur Umscheidung des Nervenstumpfes, das auch von *Coburn* (1945) und *White; Hamlin* (1945) empfohlen wird. *Poth* et al. (1945) überprüfen im Tierversuch verschiedene rigide Tuben, wie Glas, Silber und Tantalium; sie beurteilen alle als gleichermaßen gut. *Campbell* und Mitarb. (1956) haben Millipore, *Metz* und *Seeger* (1972) Kollagenfolie angewandt, während *Tauras* und *Frackelton* (1967), *Ducker* und *Hayes* (1968), *Diddulph* (1972), *Burke* (1978) sowie *Swanson* (1972 und 1977) *Silikon* wegen der guten Verträglichkeit, der Geschmeidigkeit und der leichten Handhabung wählen.

Aufgrund der Schwierigkeiten beim Anpassen der Kappe wählt *Nelson* (1977) die individuelle Formation mit dem Silikonkleber. *Metz* und *Seeger* (1972) sowie *Ducker* und *Hayes* (1968) finden bei der Anwendung von Millipore bzw. Tantalium Fremdkörperreaktionen und Verkalkungen.

Tupper und *Booth* (1976) fassen die in der Klinik vorkommenden Fehler der Silikonüberkappung so zusammen: entzündliche Reaktionen, Neurombildung infolge von Dislokation oder durch ein Auswachsen der Axone zwischen Silikonmanschette und Nerv.

Gillis (1969) hat eine Mischung von Hydrocortisonazetat-Suspension, Hyaloronidase und Procain zur mehrmaligen intra- und paraneuralen Injektion angewandt. *Omer* (1980) empfiehlt die Lokalbehandlung mit Xylocain in Infusionsform. *Smith* und *Gomez* (1970) empfehlen die mehrmalige Injektion von Triamcinolon. *Herndorn* et al. (1976) verzeichnen mit der Cortisoninjektion bei jedem dritten Patienten einen Mißerfolg.

Livingston (1943) *kombiniert mehrere Verfahren miteinander:* In seinem Buch „pain mechanisms" empfiehlt er, gleichzeitig mit dem Hervorziehen des proximalen Nervenstumpfes aus seinem Bett und einer möglichst weiten Kürzung, die ringförmige Ablösung des Epineuriums am Stumpf, nachdem zuvor Novocain in die Faszikel des Nervenstumpfes injiziert wird. Die Faszikelenden werden reseziert und das Epineurium kappenförmig darüber vernäht.

Edds benutzt in seiner Studie zur Versorgung des proximalen Nervenstumpfes über eine Distanz von drei bis vier Millimetern eine 10%ige *Methyl-Metacrylatpolymer-Azetonlösung*. Das Azeton soll den Nervenstumpf chemisch fixieren und die sich abhärtende Plastikmasse ein Hindernis für die wachsenden Axone bilden. Die vorgestellten histologischen Präparate zeigen nur eine begrenzte Anzahl regenerierender Axone, welche das azetonfixierte Areal durchwachsen haben.

1974 haben *Dietrich* und Mitarb. die Methode von *Edds* modifiziert, indem sie einen *Kunststoffkleber* (Histoacryl blau) auf die Schnittfläche des Nervs geben. Die Autoren vergleichen diese Methode mit der Silikonüberkappung, können bei beiden Verfahren nur eine Verzögerung, nicht aber eine Verhinderung der Neurombildung feststellen.

4.2 Eigenes Konzept

Nach *Sunderland* (1968) stellt das *intakte Perineurium* eine unüberwindbare Hürde für die wachsenden Nervenfasern dar. Gelingt es, den Perineuralschlauch des Nervenstumpfes zu versiegeln, so kann ein ungezügeltes, wirres Wachstum der Axone bzw. die Neurombildung vermieden werden. In der Literatur wurden viele Versuche bekannt, die auf diesem Prinzip beruhen. *Die Ligatur des Epineuriums* nach der Faszikelkürzung stellt nach Ansicht von *Chavanaz* (1940) und *Sunderland* (1968) die beste Methode zur Verhinderung der Neurombildung dar, wenn es damit gelingen sollte, die Perineuralräume permanent zu verschließen.

Die Versagerquote dieser Methode ist unseres Erachtens auf *technische Mängel* zurückzuführen. Unser Ziel ist es, *die Perineuralräume wasserdicht zu verschließen* und damit ein festes *Hindernis* auf dem Wege der regenerierenden Axone zu errichten. Wir verwenden den Kunststoffgewebekleber *Histoacryl blau* der Firma Braun, Melsungen. Die Erfahrungen von *Edds* (1945) und *Dietrich* (1974) werden in unserer Arbeit berücksichtigt und die Technik verbessert, so daß der Gewebekleber an Ort und Stelle bleibt.

Ein weiteres Vorgehen wird in einer zweiten Versuchsreihe untersucht. Basierend auf den Erfahrungen in der mikrochirurgischen Versorgung und der Wiederherstellung verletzter peripherer Nerven, wollen wir die *Axonensprossen in eine bestimmte Richtung lenken* und damit das wirre Auswachsen verhindern, gleichzeitig jedoch die *Regeneration auf ein Minimum reduzieren.*

Nach zahlreichen experimentellen und klinischen Untersuchungen (*Sunderland* 1968; *Tupper* und *Booth* 1976; *Millesi* 1982; *Samii* 1972 und viele andere) gilt es heute als Selbstverständlichkeit, daß nach der Wiederherstellung der Kontinuität eines verletzten Nervs, sei es durch eine exakte End-zu-End-Naht oder ein Transplantat, nur in Ausnahmefällen eine Neurombildung auftritt. Wichtig ist die Wiederherstellung der Nervenhüllen (*Morris* et al. 1972), so daß die Axone in die vorgegebene Richtung der Endoneuralrohre weiterwachsen können. Dies ist auch die Therapie der Wahl beim Neurom in Kontinuität. Obwohl bei der Amputation das distale Segment fehlt, haben wir uns dieses Prinzip – wie auch andere Autoren – zunutze gemacht, um das wirre Wachstum der Axone zu limitieren. Um die Regeneration zu erschweren, verwenden wir *homologe, konservierte „Nerventransplantate"* (*Martini* und *Böhm* 1982), da uns klar ist, daß eine Regeneration im zellfreien Transplantat nur äußerst spärlich sein kann (*Kuhlendahl* u. Mitarb. 1972).

Beide dargestellten Behandlungsprinzipien zur Verhinderung der Entwicklung eines Amputationsneuroms werden im Tierversuch untersucht.

III. Vorversuche

1 Wahl der Versuchstiere

Wir wählten die *Ratte* aus folgenden Gründen zum Tierversuch:

1. Die meisten Autoren führen ihre experimentellen Untersuchungen am Nervus ischiadicus der Ratte durch, nur wenige wählen das Kaninchen oder den Hund. Dies ist insofern von Vorteil, als einerseits die Morphologie mit den feinen Strukturen des Nervus ischiadicus der Ratte gut bekannt ist (*Craviotó* 1965, *Gruber* und *Zenker* (1971) und andererseits die Vergleichsmöglichkeiten mit der Wahl der gleichen Tierspecies größer sind.
2. Die Vorversuche zeigen keinen grundlegenden Unterschied zwischen der Neurombildung beim Kaninchen und der Ratte.
3. Die Untersuchungen von *Krücke* (1972) und von *Kline* (1980) haben nachgewiesen, daß bei niederen Tierspecies die Regenerationsfähigkeit der peripheren Nerven höher als bei Primaten oder Menschen ist. Dies ist für unsere spezielle Fragestellung von großer Wichtigkeit, da wir nach einer Operationsmethode zur „Unterdrückung" der Regeneration suchen. Ein Verfahren, das sich im Tierversuch – bei einer günstigeren Regenerationserwartung – bewährt hat, darf beim Menschen eine zumindest genauso große Leistung erwarten lassen.
4. Unter Berücksichtigung des Tierschutzgesetzes, das die kleinstmögliche Tierart empfiehlt (*Stuck* 1973) und nicht zuletzt aus wirtschaftlichen Überlegungen entschieden wir uns zur Verwendung von Ratten.

2 Versuchsanordnung

Wir führten unsere Experimente in zwei voneinander getrennten Versuchsserien durch:

2.1 Versiegelung des Nervenstumpfes mit dem Gewebekleber

Diese Versuchsserie umfaßt *40 Tiere* (davon 2 verloren). Zur Versiegelung des Nervenquerschnittes wird der Kunststoffkleber *Histoacryl blau* der Firma Braun, Melsungen, angewandt. Es handelt sich um einen kalt polymerisierenden Kunststoff-n-Butylester aus der Reihe der α-Cyanoacrylester. Diese Verbindung, die in den Kunststoffampullen in monomerer Form vorliegt, polymerisiert in Gegenwart von Anionen sowie Hydroxylionen, also in Anwesenheit von Wasser oder Gewebsfeuchtigkeit, innerhalb kurzer Zeit zu einem festen Stoff. Der Gewebekleber Histoacryl blau enthält einen blauen Farbzusatz, der es ermöglicht, die aufgetragene Schichtstärke zu beurteilen.

2.1.1 Technisches Vorgehen

Der Nervus ischiadicus wird *rechtsseitig* freigelegt und mit der Schere durchtrennt. Ein etwa 5 mm langes Segment wird entnommen, um die nach der Durchtrennung bereits entstandene Lücke zu vergrößern. Der distale Anteil bleibt unversorgt. Bei *zehn Ratten* wird der Gewebekleber *auf die Schnittfläche des proximalen Nervenstumpfes* in der Technik von *Dietrich* und Mitarb. (1974) aufgetragen.

Bei den restlichen *28 Ratten* wird das Hüllgewebe vorsichtig unter der Kontrolle des Operationsmikroskopes mit der Pinzette erfaßt und nach proximal zurückgeschoben. *Die Nervenfaszikel werden einzeln mit der Pinzette hervorgezogen und um* ca. *4–6 mm* verkürzt. Das Epineurium wird dann über den Nervenstumpf gestülpt und *der verbliebene Hohlraum mittels einer feinen Kanüle mit dem Gewebekleber Histoacryl blau* aufgefüllt. Der Gewebekleber erhärtet schnell, es entsteht ein sektkorkenartiker Stöpsel, der mit dem Epineurium und dem Nervenquerschnitt fest verklebt und die Perineuralräume wasserdicht versiegelt (Abb. 15). Der proximale Nervenstumpf wird jetzt in sein Lager reponiert und die Operationswunde verschlossen.

Der linke Ischiasnerv wird nach Freilegung und Durchtrennung *bei 28 Ratten unversorgt belassen.*

Bei den übrigen *zehn Ratten* wird das Epineurium wie zuvor präpariert und die *Faserbündel gekürzt.* Der *Epineuralschlauch* wird dann mit *dem Fibrinkleber ausgefüllt* und in sein Lager zurückgebracht (Tab. 1).

2.1.2 Ergebnisse

Die Tiere werden durch eine Überdosis Nembutal® interperitoneal – zwei, vier, sechs und zwölf Wochen post operationem – getötet. Nach Darstellung des Operationsgebietes und Freilegung der Nerven werden die Präparate *in situ photographiert.*

Das zentrale Nervenende wird dann samt Implantat in einer ausreichenden Länge als Präparat entnommen und in Formalin zur lichtmikroskopischen weiteren Aufarbeitung bzw. in Glutaraldehyd zur elektronenmikroskopischen Untersuchung eingelegt, wobei uns vor allem die Kontaktschicht Nerv/Kunststoffkleber interessiert.

Tabelle 1 Die erste Versuchsreihe: Die Versiegelung des Nervenstumpfes mit dem Gewebekleber.

Operationsmethode	Rechts	Links
Überkappung mit Histoacryl	10	
Versiegelung mit Histoacryl	28	
Versiegelung mit Fibrinkleber		10
Unversorgt		28
	38	38

2.1.2.1 Makroskopischer Befund

Die unversorgt belassenen zentralen Nervenstümpfe haben ausnahmslos Neuromknoten in verschiedener Größe gebildet.

Acht von zehn Nerven, die ohne Präparation des Epineuriums mit dem *Gewebekleber Histoacryl blau überkappt* werden, zeigen eine Neurombildung. Die Klebemasse ist zerbröckelt oder zur Seite luxiert. Neben einer Anschwellung des freien Nervenendes können Nervenfaszikel ausgemacht werden, die die Neuromkapsel perforieren und mit dem umgebenden Gewebe verwachsen sind (Abb. 16). Die übrigen zwei Nerven zeigen keinerlei Auftreibung des Nervenendes. Die Schnittfläche ist mit einer Narbenplatte verschlossen.

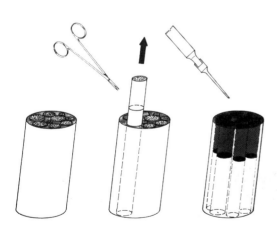

Abb. 15 Die einzelnen Schritte der Versiegelung des Nervenstumpfes mit dem Kunststoffgewebekleber.

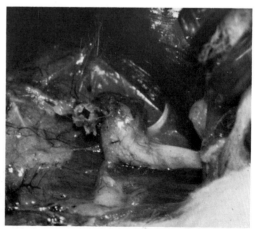

Abb. 16 Neurombildung vier Wochen nach der Überkappung des Nervenendes mit dem Kunststoffkleber Histoacryl blau. Die Klebemasse ist luxiert. Einige Nervenfaszikel brechen aus dem Neuromknoten aus.

Das Verhalten der Nerven, die mit *Fibrinkleber* versiegelt werden, unterscheidet sich von dem der Nerven, die unversorgt belassen werden, kaum. In allen zehn Fällen hat sich ein Neurom entwickelt (Abb. 17). Es zeigen sich weder eine allergische Reaktion noch überschüssige Vernarbung oder Zeichen einer Infektion.

Nach der *intraneuralen Versiegelung* mit Histoacryl blau finden wir bei vier Nerven eine auffällige Auftreibung des Nervenendes (Tab. 2). In einem Fall handelt es sich lediglich um überschüssige Klebemasse, die drei Monate nach der Operation noch reichlich vorhanden ist. In drei Fällen kommt es zu einer Aussprossung und einem Weiterwachsen der Nervenfaszikel neben der Klebemasse, was auf technische Fehler zurückzuführen ist; wobei in einem Fall eine Perforation des Epineuriums mit der Kanüle auftritt, in den übrigen zwei Fällen sind wahrscheinlich versehentlich einige kleine Faszikel nicht gekürzt worden. Bei den übrigen Nerven zeigt sich die Klebemasse entweder noch blau-schimmernd oder in einer unregelmäßigen Begrenzung des Nervenendes nur angedeutet unterhalb des Narbengewebes erkennbar. In der Hälfte der Fälle zeigt sich die Nervenspitze leicht rötlich-bräunlich verfärbt mit einer auffälligen Vermehrung der Blutgefäße (Abb. 18). Insgesamt sehen wir eine glatte Begrenzung der Nervenstümpfe ohne freilaufende Faszikel. Der Gewebekleber Histoacryl blau führt in keinem Fall zu einer Nekrose oder Infektion; Zeichen der Unverträglichkeit oder der Abstoßung können ebenfalls nicht beobachtet werden. Die Nervenstümpfe sind mit der Muskulatur zart verwachsen, so daß sie sich leicht ablösen lassen.

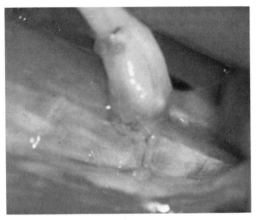

Abb. 17 Vier Wochen nach Versiegelung des Nervenstumpfes mit Fibrinkleber hat sich ein Neurom gebildet. Einzelne Nervenfaszikel verlaufen frei.

Tabelle 2 Ergebnisse der ersten Versuchsreihe.

Operationsmethode	Anzahl	Neurom
Überkappung mit Histoacryl	10	8
Versiegelung mit Histoacryl	28	3
Versiegelung mit Fibrinkleber	10	10
Unversorgt	28	28

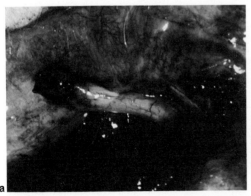 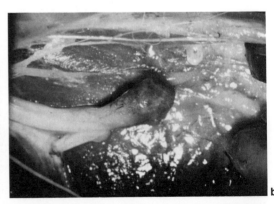

Abb. 18a, b Einige Exemplare – drei Monate nach der Versiegelung des Nervenendes mit dem Kunststoffgewebekleber – Die Klebemasse ist noch zum Teil erkennbar. Die dichte fibröse Kapsel zeigt vermehrte Blutgefäße. Der Nerv erscheint proximal der Klebemasse vollkommen normal.

2.1.2.2 Lichtmikroskopie

Lichtmikroskopisch erscheinen die Acrylaträume als leere, mehrkammerige, blasenähnliche Gebilde. Nur geringe Kunststoffreste können beobachtet werden. Eine dicke, aus mehreren Schichten gebildete Bindegewebskapsel begrenzt den Hohlraum und schließt das distale Nervenende (Abb. 19). *Diese Kapsel wird aus peri- und epineuralem Bindegewebe gebildet. Die innere Schicht ist zellreich*, wobei außer den Fibrozyten Fibroblasten, mehrkernige Riesenzellen, Phagozyten und Histiozyten mit phagozytierten Klebstoffteilchen zu beobachten sind.

In der äußeren Schicht überwiegen die Kollagenfasern; die Kapsel beinhaltet außerdem zahlreiche Blutgefäße und Fettansammlungen. Zwischen den Nervenfasern und der oben beschriebenen fibrösen Kapsel findet sich eine weitere, bindegewebige Schicht.

Sie erscheint auf dem Längsschnitt wie eine Arkade, die vom Perineurium beidseits ausgeht und den epineuralen Raum die freien Nervenfaserenden verschließt (Abb. 20). Diese Zwischenschicht ist zellärmer als die äußere Kapsel, die phagozytierten Fremdkörperanteile sind in dieser Schicht seltener im Vergleich zu der äußeren Kapsel.

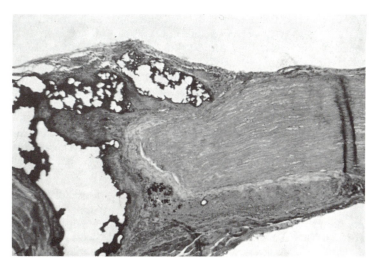

Abb. 19 Zustand drei Monate nach Versiegelung des Nervenendes mit dem Gewebekleber Histoacryl blau. Der Nerv zeigt ein lockeres Epineurium und eine leichte spindelförmige Auftreibung, die zum Teil durch die Klebemasse und zum Teil durch intensive Schwannzellproliferation (linke Seite) bedingt ist. Die Nervenfasern verlaufen parallel angeordnet und zeigen minimale entzündliche Reaktionen. In der Nervenspitze befindet sich ein mehrkammeriger Hohlraum, in dem ursprünglich der Kleber gelagert war, umgeben von einer Kapsel aus lockeren Bindegewebslagen (HE ca. 30fach).

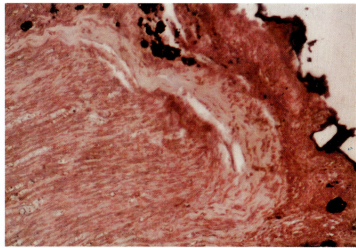

Abb. 20 Detailaufnahme aus Abb. 19 zeigt den Aufbau der neugebildeten Kapsel zwischen Nervenfaser und Kunststoffkleber. Man unterscheidet deutlich zwei verschiedene Schichten: die eine steht in direktem Kontakt mit dem Gewebekleber und besteht aus Granulationsgewebe mit Rundzellinfiltraten und Fremdkörper-Riesenzellgranulomen; die andere ist zellärmer (HE ca. 300fach).

Anscheinend ist auch in dieser neugebildeten Schicht die Barrierefunktion des Perineuriums gewährleistet. Auffällig ist auch die massive Stärke dieser Schicht, welche die Dicke des Perineuriums drei- bis viermal übertrifft.

Damit ist der Perineuralraum mit einer dichten und kräftigen bindegewebigen Kapsel verschlossen. *Die Nervenfasern bleiben vorwiegend parallel angeordnet,* teilweise erscheinen sie durch ein interstitielles Ödem nahe der Klebestelle aufgelockert. Zeichen der Entzündung oder Degeneration finden sich kaum (Abb. 21).

2.1.2.3 Elektronenmikroskopischer Befund

Die Untersuchung erstreckt sich nur auf die Kontaktfläche Nerv/Kunststoffkleber mit dem Ziel einer genauen Differenzierung und die Erfassung des Zellgehaltes in der neugebildeten Kapsel. Außerdem interessiert uns der Zustand der Nervenfasern nahe dem Kunststoffkleber hinsichtlich morphologischer Veränderungen, die auf eine toxische oder entzündliche Wirkung des Gewebeklebers hinweisen.

Um den Gewebekleber sowie zwischen diesem und dem Nervenstumpf bildet sich eine *dichte und kompakte Bindegewebskapsel.* Histologisch und elektronenmikroskopisch lassen sich *zwei verschiedene Schichten* voneinander differenzieren. Die eine liegt dem Gewebekleber direkt an und besteht überwiegend aus Granulationsgewebe, die zweite umgibt die erste und isoliert sie von den Nervenfaszikeln; sie ist kollagenreicher und zellärmer als die erste.

Der Hohlraum, in dem der Kunststoffkleber liegt, ist von reifen, morphologisch intakten und wenig aktiven Fibroblasten umgeben. Daneben finden sich Histiozyten und aktive Bindegewebszellen mit den morphologischen Merkmalen der Phagozytose (Vesikel, Lysosomen, Mitochondrien und Mikrovilli) und mit einem deutlich ausgebildeten granulären endoplasmatischen Reticulum. Es handelt sich wahrscheinlich um Übergangsformen zwischen den reichlich proliferierten Fibroblasten und den Makrophagen (Abb. 22).

Wendet man sich der äußeren Kapselschicht zu, so imponiert ein straffes, geordnetes, kollagenreiches Bindegewebe (Abb. 23). Die relativ dünnen Kollagenfasern sind zumeist parallel in Bündeln geordnet und verlaufen überwiegend ringförmig um den Hohlraum. Zwischen den großen Faserbündeln finden sich vereinzelte Bindegewebszellen, manche davon sind bandförmig; ihre Form und Struktur haben Ähnlichkeit mit der Perineuralzelle, es fehlt ihr jedoch die Basalmembran, außerdem zeigen sich weniger Vesikel (*Röhlich* und *Knoop* 1961). Sie entsprechen den *Perineuralzellen vom synthetisierenden Typ* mit den charakteristischen Kollagenfilamenten neben der Zellmembran (*Katenkamp* und *Stiller* 1978).

Die anderen größeren ovalen Zellen zeigen einen schmalen Zytoplasmasaum mit freien Ribosomen und Mitochondrien und kaum Ausläufer. Sie haben ebenfalls keine Basalmembran und weniger Vesikel. Feine Kollagenfibrillen und Filamente

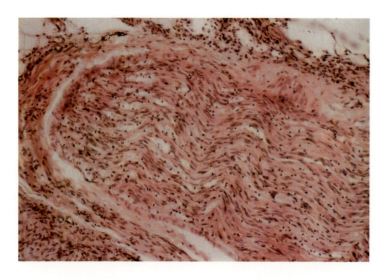

Abb. 21 Die Nervenfasern verlaufen parallel bis zur Kapsel um den Kleberhohlraum. Hier ist auch deutlich zu erkennen, wie das Perineurium mit der Terminalkapsel eine Einheit bildet (HE 125fach).

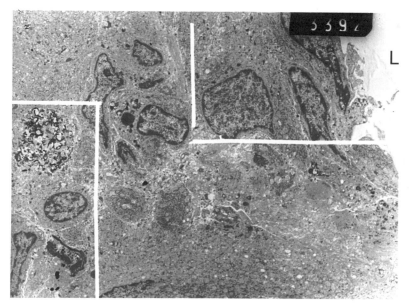

Abb. 22 Querschnitt der neugebildeten Kapsel um den Kunststoffkleber Histoacryl blau drei Monate post operationem. Um den Hohlraum (L), in dem der Gewebekleber lag, finden sich Fibroblasten. In tieferer Schicht überwiegen die Makrophagen und Histiozyten (Elmi 2400fach).

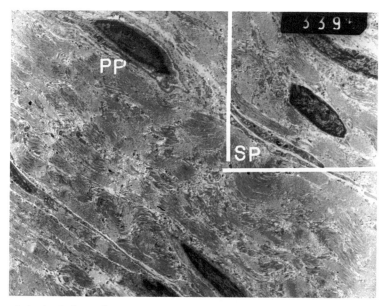

Abb. 23 Querschnitt der äußeren Schicht der neugebildeten Kapsel zeigt kollagenreiches Bindegewebe. Die dünnen Kollagenfasern verlaufen überwiegend parallel. Die Bindegewebszellen zeigen zwei verschiedene Formen: schmale, ausgestreckte synthetisierende Perineuralzellen (SP) und größere, ovale, proliferierende Perineuralzellen (PP) (Elmi 2500fach).

werden in ihrer unmittelbaren Nachbarschaft beobachtet. Sie werden auch von *Katenkamp* und *Steller* (1978) in der Regenerationsphase eines peripheren Nerven in der reparativen Zone beschrieben und als *Perineuralzellen „proliferatingtyp"* bezeichnet.

Zellen, die den Perineuralzellen ähnlich sind und keine Basalmembran aufweisen, können aus den perineuralen Fibroblasten in der früheren Regenerationsphase nach Trauma entstehen (*Blümcke* 1963) oder aus der Gefäßwand bzw. aus proliferierenden Schwannzellen stammen (*Ozzello* und *Hamels* 1976). Die Deposition von Fibrillen in unmittelbarer Nähe der Zellen und die Tatsache, daß die vorliegenden Kollagenfasern relativ dünn sind, sprechen für die Kollagensynthesefähigkeit dieser Zellen. In diesem Zusammenhang möchten wir auf die Arbeiten von *Ten Cate* und *Freeman* 1974; *Thomas* 1964; *Kimura* u. Mitarb. 1974 hinweisen, die gezeigt haben, daß die meisten Kollagenfasern in der reparativen Phase von den Perineuralzellen gebildet werden. Die Stärke der Kollagenfaser entspricht der des endo- und perineuralen Types (*Röhlich* und *Knoop* 1961; *Thomas* 1963).

Mit diesem Befund sehen wir unsere histologischen Ergebnisse bestätigt und die Annahme berechtigt, *daß die kollagene Kapsel, welche die Nervenfasern vom Klebstoff und dem umliegenden Granulationsgewebe isoliert, aus dem Perineurium stammt.*

Die Nervenfasern in unmittelbarer Nähe des Gewebeklebers zeigen eine vollkommen normale Morphologie (Abb. 24). Die myelinhaltigen Axone überwiegen im Querschnitt deutlich. Das Axoplasma zeigt zahlreiche Organellen, wie Mitochondrien, Mikrotubuli, Neurofibrillen und Vakuolen. Die Myelinscheide ist ausreichend dick und besteht aus fünfzehn bis zwanzig Lagen. Die einzelnen Schichten der Myelinscheide sind morphologisch intakt. Jede myelinhaltige Nervenfaser steht in direktem Kontakt mit einer Schwannzelle, die einen heterochromatinreichen Nucleus hat. Die Schwannzellen sind vollständig von einer intakten Basalmembran umgeben.

Die wenigen dünnen Kollagenfasern sind im Endoneuralraum verteilt und verlaufen parallel zu den Nervenfasern. Insgesamt liegen keine degenerativen oder regenerativen Veränderungen des Nervengewebes vor, es findet sich kein Anhalt

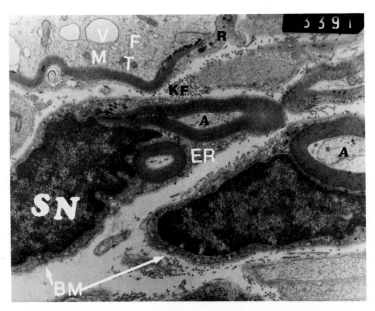

Abb. 24 Querschnitt aus der Nervenspitze in unmittelbarer Nähe des Kunststoffklebers drei Monate post operationem zeigt vollkommen normale Verhältnisse. Oben ist ein Ranvierscher Schnürring (R) angeschnitten. A: Axon, BM: Basalmembran, ER: endoplasmatisches Reticulum, KF: Kollagenfasern, M: Mitochondrien, SN: Nucleus einer Schwannzelle, T: Tubuli, V: Vakuolen (Elmi 9000fach).

für eine Infektion oder Fibrose. Das histologische Bild unterscheidet sich vom normalen Ischiasnerv der Ratte – wie von *Craviotó* (1965) und *Morris* et al. (1972) beschrieben – nicht.

2.1.3 Folgerungen

Aus dieser Versuchsserie können wir folgende Rückschlüsse ziehen:

1. Der Fibrinkleber wird langsam fest und schnell abgebaut. Er ist deshalb für die Versiegelung des Nervenstumpfes ungeeignet.
2. Der Gewebekleber Histoacryl blau ist aufgrund seiner hervorragenden Klebewirkung in der Lage, den Epineuralschlauch wasserdicht zu verschließen.
3. Durch den Kunststoffgewebekleber wird im Nervengewebe nur eine geringe und begrenzte Reaktion hervorgerufen.
4. Die einfache Überkappung des Nervenstumpfes mit dem Gewebekleber kann die Neurombildung nicht verhindern. Die Klebeschicht hält dem Druck der wachsenden Axone nicht stand.
5. Nach der Versiegelung mit dem Kunststoffkleber bildet sich eine dichte, dicke Bindegewebskapsel, welche die Epineuralräume verschließt. Diese Kapsel verhindert – auch nach Resorption des Gewebeklebers – das Weiterwachsen der Nervenfasern.
6. Folgende Fehlerquellen konnten festgestellt werden:
   a) Verletzung des Epineuriums bei der Präparation des Nervs oder beim Einspritzen des Gewebeklebers (Braunüle verwenden!);
   b) feine Nervenfasern werden versehentlich nicht gekürzt.

2.2 Anheften eines homologen Nervenimplantates

In den siebziger Jahren wurden homologe Nervenimplantate zur Überbrückung von Nervendefekten eingesetzt. Zur Anwendung kamen lyophilisierte oder in Cialit konservierte Implantate, die keine Antigenität zeigten. Beide Konservierungsarten werden in dieser Versuchsserie überprüft.

Die Nervenstücke wurden uns freundlicherweise von der Firma B. Braun, Melsungen, lyophilisiert. Die *Bearbeitung der Präparate* erfolgt nach der Beschreibung von *Schnell* (1972). Die Präparate standen uns steril, in Plastiktüten verpackt, zur Verfügung.

Weitere Nerventransplantate wurden vor dem Gebrauch in einer 1 : 5000-Cialitlösung für die Dauer von zwei Wochen im Kühlschrank aufbewahrt.

Cialit® ist das 2-Aethyl-Mercuri-Mercapto-Benzoxazol-5-Carbonsäure-Natrium der Firma Hoechst AG. Es handelt sich um ein Desinfektionsmittel mit ausgezeichneter bakteriozider und fungizider Wirkung und dient

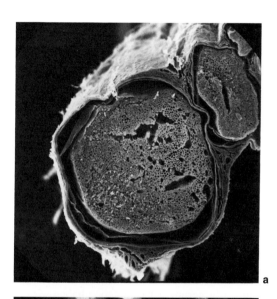

a

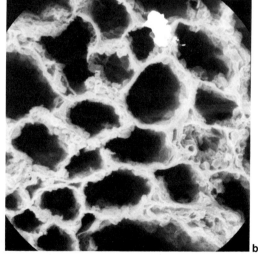

b

Abb. 25a, b
a Querschnitt eines lyophilisierten Ischiasnerven der Ratte (angefertigt im Trockenzustand; REM 2000fach). Auffällig sind die tiefen Spalträume in der sonst gut erhaltenen Nervenstruktur.
b Detailaufnahme (REM 3000fach) stellt die Endoneuralräume der Nervenkonserve dar.

zur Haltbarmachung von Seren und Impfstoffen sowie zur Konservierung verschiedener Gewebe.

Durch die Konservierung gehen die zellulären Bestandteile der Nerven verloren, es bleibt lediglich das Kollagen zurück. Die gut erhaltenen Endoneuralräume erscheinen leer (Abb. 25).

2.2.1 Technisches Vorgehen

Diese Versuchsreihe umfaßt 76 Ratten (aus 80). Neunzig lyophilisierte und vierzig in Cialit konservierte Nervensegmente werden implantiert.

Die Implantate werden vor der Anwendung 15 Minuten in Ringerlösung rehydratisiert. Nach Durchtrennung des Nervus ischiadicus und Resektion eines ca. 1 cm langen Segmentes wird unter Kontrolle des Operationsmikroskopes am proximalen Stumpf ein ca. 15 mm langes Implantat angeheftet. Die Anastomose erfolgt mittels *Epineuralnaht* (52×).

Für diese Naht verwenden wir monophylen Nylonfaden der Stärke 10 × 10 der Firma Ethicon. In diesem Zusammenhang muß erwähnt werden, daß die Nervenkonserve nach der Rehydratisierung eine filzartige, brüchige Beschaffenheit annimmt und gleichzeitig relativ starr bleibt, was die Nahttechnik und die Adaptation mit dem vitalen Gewebe erschwert. Aus diesen Gründen und zur Sicherung der Koaptation haben wir die Nahtstelle mit *Fibrinkleber* (56×) bzw. mit dem Kunststoffkleber *Histoacryl blau* (6×) abgedichtet. Sechzehn Implantate werden an dem Nervenstumpf mit Fibrinkleber fixiert.

2.2.2 Ergebnisse

Jede Woche wird ein Tier aus einer Gruppe ausgewählt. Die restlichen Tiere werden erst nach Ablauf von drei Monaten getötet.

Die Präparate werden teilweise in Längsrichtung halbiert; dies dient der Raster- und Transmissionselektronenmikroskopie sowie der lichtmikroskopischen Untersuchung. Die übrigen Präparate werden in dieser Weise geteilt:

Sowohl die Spitze als auch eine Scheibe aus dem Nervenstumpf – jeweils 1 cm von der Nahtstelle entfernt – werden für die Elektronenmikroskopie in Glutaraldehyd eingelegt. Der mittlere Anteil, die Nahtstelle, wird für die Lichtmikroskopie in Längsrichtung präpariert.

2.2.2.1 Makroskopischer Befund

Nach der Implantation behalten die *Nervenkonserven* ihre Form und Konsistenz für die Dauer von zwei Wochen. Sie erscheinen im Verhältnis zum normalen Nerven starr und blaß. Später – etwa in der dritten Woche – werden sie weicher und dünner; sie zeigen leichte Verwachsungen mit dem umgebenden Gewebe und ein gefäßreicheres Aussehen. Proximal der Nahtstelle kommt es häufig zu einer Anschwellung des Nervenendes, dieser Zustand normalisiert sich jedoch langsam bis zum Ablauf der dritten Woche. Ab der vierten Woche erscheinen die Implantate sulzig, gelblich-bräunlich verfärbt, in einer spitz zulaufenden Form von schlaffem Aussehen; *sie erscheinen optisch leer*.

Nahe der Nahtstelle schimmert durch das Hüllgewebe die weißliche Farbe des Nervs (Abb. 26). Zwölf (von 90) Implantate sind soweit abgebaut, daß lediglich ein dünnes weißes Bündelchen zurückbleibt, das sich sehr schwer präparieren läßt. Eine allergische oder entzündliche Reaktion der Umgebung läßt sich nicht feststellen. *In keinem Fall ist es zu einer Auftreibung des freien Implantatendes gekommen.*

Die wenigen Neurombildungen im Gesamtversuch (16 von 120) haben sich nur an der Nahtstelle gebildet und sind hauptsächlich auf technische Fehler zurückzuführen (Abb. 27).

Wir haben bei der Verwendung des *Fibrinklebers die meisten Mißerfolge* verzeichnen müssen (Tab. 4). Der Fibrinkleber allein bietet keine sichere Verbindung, gekennzeichnet durch einen zu schnellen Abbau, noch bevor eine feste Verbindung zwischen Nervengewebe und Implantat entstehen kann.

Tabelle 3 Die zweite Versuchsreihe.

Verbindungsart	Lyophilisierte Nerven	Cialit-Nerven	n
Epineuralnaht	42	10	52
Naht mit Fibrinkleber	36	20	56
Naht mit Histoacryl	6	–	6
Fibrinkleber	6	10	16

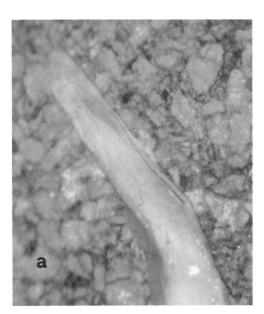 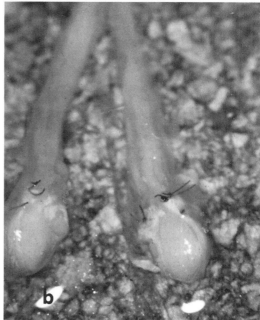

Abb. 26 a, b Sieben Wochen post implantationem erscheint das lyophilisierte Nervenstück dünn, hypervaskularisiert und zeigt eine spitz zulaufende Form.
a Präparat direkt nach der Entnahme.
b Präparat längsgespalten. Die Nervenkonserve ist leer und zeigt keine Nervenstruktur. Der weißliche Nervenstumpf endet abrupt an der Nahtstelle.

Durch die *Verdichtung der Nahtstelle mit Fibrinkleber können die Ergebnisse verbessert werden.* Der Fibrinkleber bildet eine zarte Hülle um den Nerven, so daß die durch unterschiedliche Konsistenz zurückbleibenden Lücken an der Nahtstelle damit wasserdicht verschlossen werden können. Später wird sie abgebaut. Die Histoacrylhülle dagegen bleibt lange Zeit auffällig derb und starr; eine relativ dicke, fibröse Kapsel bildet sich um die Nahtstelle.

2.2.2.2 Histologie

Bei der histologischen Untersuchung der Präparate dieser Versuchsreihen ergibt sich mikroskopisch kein Anhalt für ein Neurom am freien Implantatende. Auch an der Nahtstelle kann bei den einwandfrei adaptierten Präparaten kein Neurom festgestellt werden. In der Zeit zwischen der zweiten und vierten Woche kommt es zu einer massiven Infiltration mit Lympho- und Monozyten, wie dies auch von *Das Gupta* (1967)

Tabelle 4 Ergebnisse der zweiten Versuchsreihe.

Verbindungsart	Lyophilisierte Nerven	Neurome	Cialit-Nerven	Neurome	n
Epineuralnaht	42	6	10	1	52/7
Naht + Fibrin	36	2	20	–	56/2
Naht + Histoacryl	6	1	–	–	6/1
Fibrinkleber	6	4	10	2	16/6
	90	13	40	3	130/16

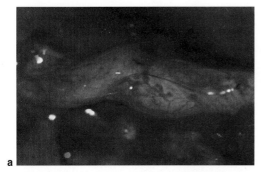

Abb. 27a, b
a Schlechte Adaptation: An der Nahtstelle hat sich ein Neurom gebildet.

b Histologischer Befund zwei Wochen post operationem: Die Nervenkonserve ist leer bis auf die Rundzellinfiltration nahe der Nahtstelle. Die Nervenfasern sind aus der Lücke neben der Nervenkonserve weitergewachsen (Masson-Goldner 125fach).

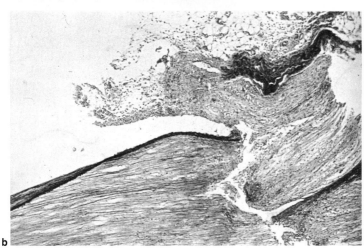

sowie von *Pollard* und *Fitzpatrik* (1973) beobachtet wird. Die Infiltration konzentriert sich hauptsächlich im proximalen Anteil des Implantates, nahe der Nahtstelle (Abb. 28). Diese Zellinfiltration führt zur Zerstörung der Nervenarchitektur und verhindert das Eindringen der Axonensprossen in die Endoneuralrohre. Die Endoneuralrohre kollabieren unter dem Druck der Zellen und der vermehrten Kollagenfasern.

Gelingt es, vereinzelten Nervenfasern die Nahtstelle zu passieren, so kommt es jedoch nach einem ganz kurzen Verlauf wieder zu einem Wachstumsstop. Vom Nervenstumpf verläuft über die Nahtstelle die lockere Nervenhülle, bestehend aus dem Peri- und Epineurium; sie begrenzt den schmalen Implantatrest und zeigt vermehrte Vaskularisation. Im Laufe der Zeit wird die Nervenkonserve umgebaut. *Die endoneurale Struktur geht verloren, ein Narbenstrang bleibt zurück,* der jedoch das Nervenende nicht stranguliert, sondern mit ihm locker verbunden erscheint (Abb. 29).

a) Die Nahtstelle

Im Bereich des Nervenstumpfendes erscheinen die Nervenfasern auf einer kurzen Strecke ungeordnet, dünn und teilweise weniger myelinisiert. Diese Veränderungen beschränken sich nur auf eine Terminalzone von wenigen Millimetern. Am distalen Verlauf des Nervs kommt es zu einer starken Schwannzellproliferation mit Ausbildung typischer Büngnerscher Bänder, die in Form einzelner, immer schmächtiger werdender Faszikel weiter in die Konserve wachsen. In der Konserve erscheinen die Axonen büschelförmig. Sie folgen den Schwannzellbändern und verlieren sich im Binde- und Fettgewebe. *Die Neurotisationsstrecke beschränkt sich auf wenige Millimeter und nimmt distalwärts ab* (Abb. 30).

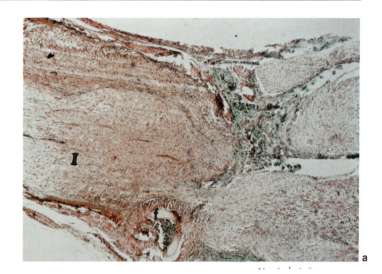

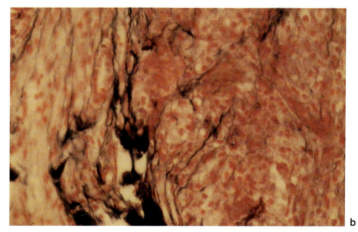

Abb. 28 a–c

a Zustand zwei Wochen nach Implantation einer lyophilisierten Nervenkonserve. Vermehrte Infiltration des Implantates (I) nahe der Nahtstelle (f = Faden); ansonsten scheint die Nervenkonserve leer (Masson-Goldner 125fach).

b Detailaufnahme in Höhe der Nahtstelle (Azan ca. 300fach).

c Die Spitze der Nervenkonserve zeigt beginnenden Umbau und Vernarbung (Azan 50fach).

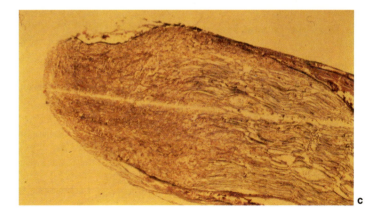

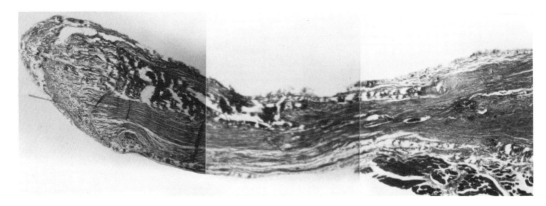

Abb. 29a–c Zwölf Wochen nach Implantation eines in Cialit konservierten Nervensegmentes: Die äußere Kontur des Nerven und des Implantates ist weitgehend erhalten geblieben bis auf eine minimale Verschmächtigung der Nervenkonserve. Das Epineurium überquert die Nahtstelle und umhüllt das Implantat. Beide Teile sind gut durchblutet, vor allem zeigt die Nahtstelle vermehrte Vaskularisation. Ein Nervenfaszikel (am unteren Rand) hat das freie Implantatende erreicht und wird dort von einer dichten bindegewebigen Kapsel gestoppt (Bodian 30fach).

Die regenerierenden Axone verlaufen in proximal-distaler Richtung, parallel angeordnet und in kleinen Bündeln zusammengefaßt. Dazwischen befindet sich mehr oder weniger dichtes kollagenes Gewebe. *Umbiegende oder lateralwärts abzweigende Nervenfasern sind im Transplantat nicht nachweisbar* (während abirrende Nervenfasern im Neurom einen Regelbefund bilden).

Die neugebildeten Nervenfasern zeigen im Bereich des Implantates *das typische Bild der heteromorphen Regeneration, jedoch nicht das des Neuroms.*

b) Der Nervenstumpf 1 cm proximal der Nahtstelle

Der Nerv behält seinen Aufbau und erscheint mono- oder oligofaszikulär. Neuromatöse oder fibröse Veränderungen sind nicht vorhanden.

Die Nervenfasern zeigen *de- und regenerative Veränderungen*. Die dick-kalibrigen, myelinhaltigen Nervenfasern lassen eine Fältelung und Fragmentation der Myelinscheide erkennen wie bei der Wallerschen Degeneration (Abb. 31); man vermißt jedoch die phagozytierten Schwannzellen. Zahlreiche dünne wie auch dick-kalibrige Nervenfasern, die myelinisiert in kleinen Bündeln zusammengefaßt sind, weisen auf eine Hyperneurotisation durch regenerationsbedingte Aufspaltung der Axone hin (Abb. 32). Die Axonensprossen befinden sich als Gruppen in einer Endoneuralscheide, nur einzelne davon stehen in direktem Kontakt mit einer eigenen Schwannzelle und werden myelinisiert.

Die beschriebenen retrograden Veränderungen sind nach einer Nervenverletzung oder Nervennaht charakteristisch und werden bereits von *Gutmann* und *Sanders* im Jahre 1943 beschrieben. Unsere Befunde zeigen jedoch eine auffällige *Verzögerung* des gesamten Ablaufes im Vergleich zu dem Zustand nach einer Nervennaht oder einer Nerventransplantation. Dies ist wahrscheinlich damit erklärbar, daß in unseren Fällen die Axonensprossen nicht weiter distalwärts wachsen und damit das Endorgan nicht erreichen.

c) Die Nervenkonserve 1 cm distal der Nahtstelle

Das Implantat hat in allen Fällen einen wesentlich *kleineren Durchmesser* als der Ischiasnerv. Die Nervenarchitektur geht vollkommen verloren; auf dem Querschnitt vermißt man die Faser- bzw. die Faszikelstruktur (Abb. 33). Das Hüllgewebe ist gut erkennbar und fällt durch eine gute Färbbarkeit im Gegensatz zum Inhalt deutlich auf.

Das *Epineurium* erscheint durch die Zunahme der Kollagenfasern im Endoneuralraum deutlich verdickt, gut vaskularisiert und beinhaltet zahlreiche Fettzellen. Das *Perineurium* zeigt eine la-

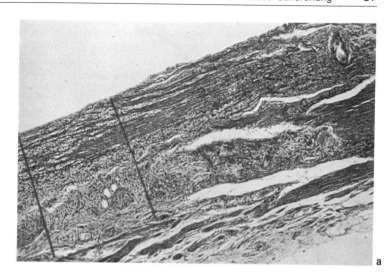

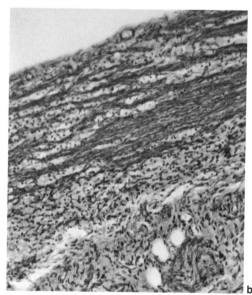

Abb. 30 a, b

a Sieben Wochen post operationem: Der überwiegende Teil des Implantates zeigt eine Vernarbung, nur am oberen Rand sind vereinzelte Nervenfasern, in dünnen Bündeln geordnet, zu erkennen (Bodian 50fach).

b Detailaufnahme zeigt die Spitzen der neugebildeten Nervenfasern. Sie sind fein, dünn, myelinisiert und verlaufen parallel in Längsrichtung (Bodian 125fach).

melläre Struktur mit auffällig vermehrter Fibroblastenzahl. Bei manchen Konserven bleibt die Endoneuralstruktur lange Zeit (mehr als drei Monate) gut erhalten (Abb. 34). Bei großer Auflösung erkennt man vereinzelt neugebildete *Miniaturfaszikel*, die in der Bindegewebsmasse verteilt sind.

Sie beinhalten dünne und myelinhaltige Axone, selten auch interfaszikuläre Gefäße. Sämtliche Faszikel – selbst die kleinsten – sind von dem neugebildeten Perineurium umhüllt, das bei kleineren Faszikeln nur einlagig und deshalb lichtmikroskopisch kaum auszumachen ist. Zahlreiche *Blutgefäße* verschiedener Größe sind im interfaszikulären Raum verteilt. Größere Bezirke im Querschnitt erscheinen völlig frei von Nervenaxonen. Andere Faszikel sind vollständig kollagenisiert und nur noch schemenhaft erkennbar. Insgesamt beherrscht die *Fibrose* das histologische Bild.

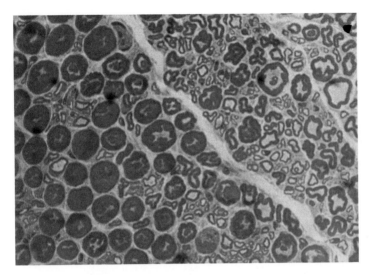

Abb. 31 Semidünnschnitt aus dem Ischiasnerven der Ratte 1 cm proximal der Nahtstelle zeigt drei Monate post operationem die retrograden Veränderungen der Nervenfasern: Die Axone sind durch ausgedehnte Markschlingen eingebuchtet. Andere zeigen eine leichte Degeneration mit Fragmentation der Myelinscheide. Außerdem sind feine, neugebildete Axone zu erkennen (Toluidinblau 500fach).

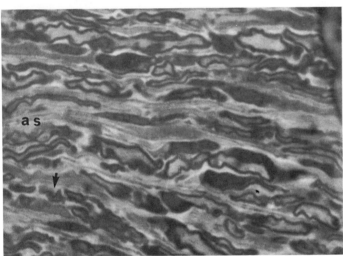

Abb. 32 Längsschnitt aus dem Nervenstumpf nahe der Nahtstelle sechs Wochen post operationem zeigt die retrograden Veränderungen der Nervenfasern: Fragmentation der Myelinscheide (Pfeil). Zwei terminale Axonensprossen verlaufen in einer Endoneuraltube zusammen (AS) (Toluidinblau 1250fach) (vgl. *Spencer* 1974, Fig. 5, 6 und 7).

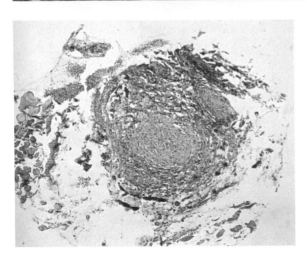

Abb. 33 Querschnitt eines Nervenimplantates 1 cm distal von der Nahtstelle zwölf Wochen post operationem. Die Nervenstruktur ist nicht mehr erkennbar (Masson-Goldner 30fach).

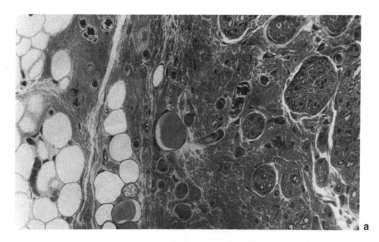
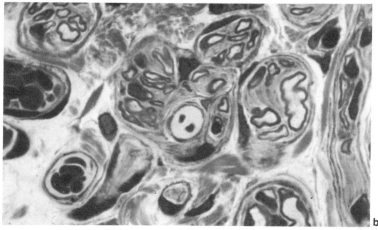

Abb. 34

a Semidünnschnitt eines in Cialit konservierten Implantates drei Monate post operationem 1 cm distal der Nahtstelle: Vereinzelte neugebildete, kleine Nervenfaszikel, die dünne myelinhaltige und myelinfreie Fasern beinhalten und vom neugebildeten Perineurium umgeben sind, in eine dichte kollagenreiche, bindegewebige Masse verteilt. Dickes, kollagenreiches Epineurium mit Fettzellen und zahlreichen Blutgefäßen liegt vor (Toluidinblau ca. 300fach).

b Ausschnitt aus dem Präparat a) (1250fach) zeigt kleine Nervenfaszikel in einer Kollagenmasse, vom neugebildeten Perineurium umgeben, zahlreiche intra- und interfaszikuläre Blutgefäße, massive endoneurale Kollagenfaserbündel (vgl. dazu *Battista* und *Cravioto* 1981, Fig. 12).

2.2.2.3 Rasterelektronenmikroskopische Befunde

Die Rasterelektronenmikroskopie ermöglicht eine plastische Betrachtung der Objektoberfläche durch die dreidimensionale Wiedergabe und stellt daher eine wertvolle Ergänzung zu den licht- und elektronenmikroskopischen Untersuchungen bei der Beurteilung der sich in Regeneration befindlichen peripheren Nerven dar. Befunde über die Regeneration nach Nerventransplantation sind äußerst selten (*Mellerowicz* et al. 1977) und die nach einer Nervenverletzung nur vereinzelt bekannt geworden (*Spencer* und *Liebermann* 1971; *Gershenbaum* und *Roisen* 1978; *van Beck* 1979 und 1982; *Orgel* und *Huser* 1980).

Die Rasterelektronenmikroskopie bietet gegenüber anderen Untersuchungsmethoden viele Vorteile:

1. Es können größere Flächen bis zu einem Durchmesser von 12 mm überblickt werden.
2. Das REM hat eine extrem große Tiefenschärfe, was für die Untersuchung biologischer Objekte mit unterschiedlichem Niveau wichtig ist. Sie ist dreihundertmal größer als beim Lichtmikroskop.
3. Das REM bietet eine breite Vergrößerungsmöglichkeit von 40fach bis zu 50 000fach.

Nachteilig ist, daß das REM lediglich die oberflächlichen Strukturen erfaßt; die Anatomie muß anhand histologischer Präparate genau bekannt sein.

Zur Beurteilung der Neurotisation der Nervenkonserven haben wir mit Hilfe des Rasterelektronenmikroskopes Längsschnitte und Bruchpräparate untersucht. Der Befund stimmt mit dem histologischen weitgehend überein.

a) Der Längsschnitt der *Nahtstelle* mit den angrenzenden Gebieten von Ischiasnerv und Implantat ermöglicht vor allem eine genaue Beurteilung der Lage und des Verlaufes der Nervenfasern und der Regenerate auf einer langen Strecke (Abb. 35). Im monofaszikulären Ischiasnerv bilden die Nervenfasern verschieden große Bündel und verlaufen distalwärts parallel und leicht gewellt. An der Nahtstelle ändern sie geringfügig die Richtung, da der Endoneuralraum eingeengt wird. Nur wenigen dünnen Nervenfasern gelingt ein Überqueren der Nahtstelle; sie strahlen in die Nervenkonserve ein. Nach wenigen Millimetern kann man sie nicht mehr verfolgen (Abb. 36). Es finden sich keine quer- und rückwärts verlaufenden Nervenfasern. Ungeordnete und teilweise querverlaufende Kollagenbündel füllen den Raum des Implantates aus. Die Nervenhülle bildet eine Einheit um das Gesamtpräparat; sie zeigt lediglich eine leichte Verdickung in Höhe der Nahtstelle. Die Nervenkonserve ist dünner als der Nerv und verjüngt sich in peripherer Richtung.

b) Querschnitt des *Nervenstumpfes proximal der Nahtstelle:*
Ähnlich wie im histologischen Bild erscheinen die myelinhaltigen Nervenfasern zum Teil mit Einbuchtungen und Fältelungen. Der Großteil besteht aus dicken und gut myelinisierten alten Fasern, daneben finden sich kleinere, wahrscheinlich neugebildete Axone mit einer dünnen Markscheide. Zwischen den Nervenfasern finden sich dünne Kollagenfaserbündel, die parallel zu den Axonen in Längsrichtung verlaufen. Vereinzelte Kollagenfasern zeigen einen schrägen oder auch queren Verlauf. Das Bruchpräparat (Abb. 37) stellt die Anordnung der Nervenfasern in einer plastischen und artefaktfreien Weise dar.

c) Die Nervenkonserve *distal der Nahtstelle:*
Hiermit können auch die histologischen Befunde bestätigt werden. Während in der Nähe der Verbindungsstelle zum Nerv vereinzelte Nervenfa-

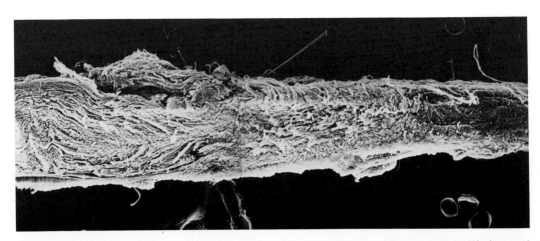

Abb. 35 Längsschnitt eines mit lyophilisiertem Nervenimplantat versorgten Ischiasnerven sechs Wochen post operationem: Während die Nervenfasern im linken Teil einen geordneten Verlauf zeigen und die gesamte Nervenbreite einnehmen, kommt es an der Nahtstelle zu einer Einengung und Bündelung der Nervenfasern. In der rechten Hälfte (Nervenkonserve) sind keine Nervenfasern mehr zu erkennen. Die ungeordneten Kollagenfasern füllen den ganzen Raum aus. Das Epineurium zeigt eine einheitliche Struktur (REM 50fach).

2 Versuchsanordnung

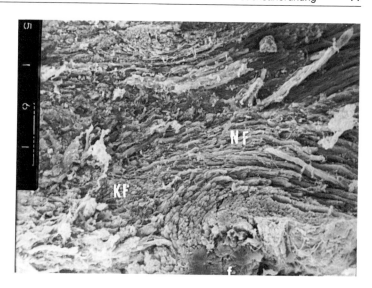

Abb. 36 Ausschnitt aus dem vorherigen Präparat zeigt die Nahtstelle in 300facher Vergrößerung. In der Mitte des oberen und unteren Randes typische Wirbelbildung um den Faden (f). Wenige mm distal der Nahtstelle werden die Nervenfasern (NF) von querverlaufenden Kollagenfasern gestoppt (KF) (REM 300fach).

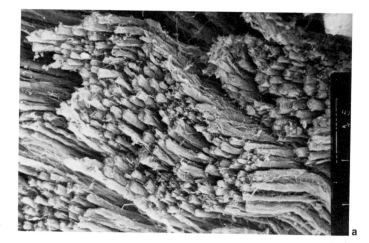

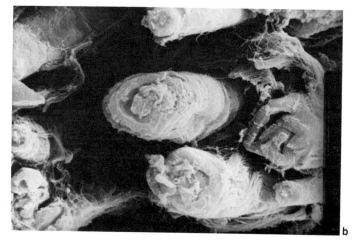

Abb. 37a, b

a Bruchpräparat des Nervus ischiadicus der Ratte proximal der Nahtstelle zeigt parallel verlaufende Nervenfasern von verschiedenem Kaliber, in Gruppen angeordnet. Der Endoneuralraum beinhaltet zarte, längsverlaufende Kollagenfasern mit feinen Verbindungsfasern (REM 350fach).

b Ausschnitt aus der vorherigen Abbildung zeigt mehrere myelinhaltige Nervenfasern (REM 3000fach). – Während die große mittlere Faser eine Schrumpfung des Axoplasmas aufweist, erscheinen die kleinkalibrigen Nervenfasern vollkommen unauffällig (retrograde Degeneration und Regeneration sechs Wochen post operationem). Um die Myelinscheide findet sich eine dünne Schicht quer- und längsverlaufender Kollagenfasern (Endoneuralröhre). Die Kollagenfasern im Endoneuralraum zeigen unauffällige Strukturen.

sern zu erkennen sind, scheint der periphere Implantatanteil nur aus kollagenem Bindegewebe zu bestehen; auf jeden Fall läßt sich die Nervenarchitektur gänzlich vermissen. Die endoneuralen Kollagenfasern scheinen dichter und dicker als normal, sie drängen die wenigen Endoneuralröhren auseinander (Abb. 38). Das Gesamtbild ist von den dicken, gebündelten, ungeordneten und stark gewellten Kollagenfasern beherrscht. Dazwischen finden sich verschieden große Spalten, Zellen und Blutgefäße.

2.2.2.4 Elektronenmikroskopische Befunde

Im Elektronenmikroskop erscheint die *Nervenkonserve*, wie die Histologie gezeigt hat, *zellfrei. Die übrigen Strukturen und vor allem das Kollagengerüst bleiben weitgehend erhalten.* Die Abbildung 39 zeigt den Querschnitt eines in Cialit konservierten Ischiasnerven der Ratte. Man erkennt – obwohl die Zellen fehlen – aufgrund der gut erhaltenen Architektur am oberen Bildrand das „Epineurium" mit den quergeschnittenen dicken Kollagenfasern. Darunter finden sich dünne Kollagenfasern in mehreren Schichten zu kleinen Bündeln geordnet und zum Teil quer-, teilweise längsverlaufend. Es handelt sich hier um die im normalen Nerv zwischen den Perineuralzellen gelagerten Kollagenfasern. In der unteren Bildhälfte erkennt man einige myelinhaltige Nervenfasern, und dazwischen finden sich zahlreiche dünne endoneurale Kollagenfasern. Die Räume, in denen die Schwannzellen bzw. Peri- und Endoneuralzellen normalerweise zu erwarten wären, sind leer.

Die Ergebnisse nach der Versorgung des Nervenstumpfes mit einem Implantat haben wir mit dem Elektronenmikroskop systematisch untersucht.

a) Die Nahtstelle:
Neugebildete Axonensprossen wachsen in die Konserve ein und bilden Miniaturfaszikel. Gleichzeitig werden die Strukturen des Nervenimplantates umgebaut. Man findet neben der neugebildeten Nervenfaser und Nervenfaszikeln eine Kombination von irregulären Kollagenfasern mit Kapillaren. Sie werden von *Cliff* (1963) als „Vascular sprouts" bezeichnet und von *Thomas* (1966) im Bereich des Nervenregenerates beobachtet. Zahlreiche Histiozyten und Makrophagen sind damit beschäftigt, die anatomischen Strukturen der Nervenkonserve abzubauen.

Daneben finden sich aktive Fibroblasten, die nach *Denny-Brown* (1946) und *Thomas* (1966) aus dem Hüllgewebe des Nervenstumpfes stammen. *Insgesamt vermittelt das morphologische Bild die gleichzeitig ablaufenden Ab- und Umbauvorgänge im Bereich des Nervenimplantates,* die selbst sechs Wochen nach der Operation noch andauern. Die Abbildung 40 zeigt in der Mitte diagonal verlaufend eine Kette von perineuralen Zellen mit zahlreichen Vesikeln und einer Basalmembran auf der Außenseite. Es handelt sich hier um ein aus einer Zellschicht bestehendes *neugebildetes Perineurium*. Im Endoneuralraum (die rechte Bildhälfte) findet sich eine kleine, wenig differenzierte Schwannzelle mit einem mäßig entwickelten granulären endoplasmatischen Reticulum. Die Schwannzelle ist von einer Basal-

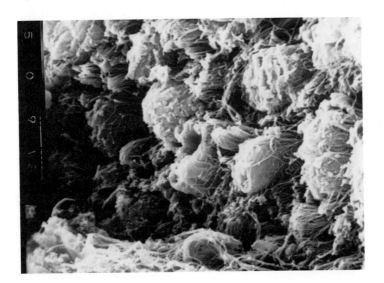

Abb. 38 Bruchpräparat distal der Nahtstelle im Bereich der Nervenkonserve sechs Wochen post operationem: Die Kollagenfasern überwiegen bei weitem. Die Endoneuralröhren erscheinen entweder leer (in der Mitte) oder mit Bindegewebe gefüllt. Miniaturfaszikel sind ab und zu erkennbar, sie sind durch die Fibrose des Endoneuriums auseinandergedrängt (REM 3500fach).

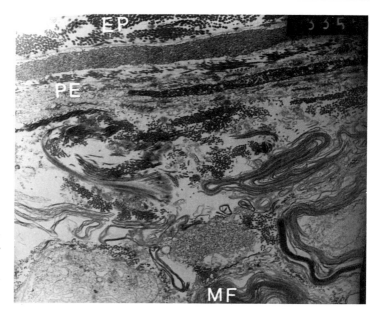

Abb. 39 Querschnitt eines in Cialit konservierten Ischiasnerven der Ratte (Elmi 5000fach). Ep = Epineurium, Pe = Perineurium, MF = myelinhaltige Nervenfasern. Das Präparat ist zellfrei, das Kollagengerüst ist gut erhalten.

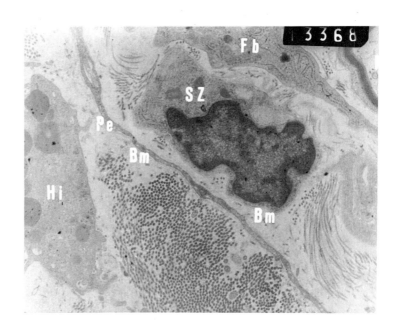

Abb. 40 Ein Teil eines neugebildeten Faszikels, umgeben von einem einlagigen Perineurium (= Pe). Im endoneuralen Raum findet sich eine Schwannzelle (= SZ) ohne Axon, Fibroblast (= Fb) und myelinhaltige Nervenfasern (= MF). Im extraneuralen Raum findet sich ein Histiozyt (= Hi) (Elmi 6000fach).

membran vollständig umgeben, sie ist von allen Seiten von spärlich im Endoneuralraum verteilten, dünnen, neugebildeten Nervenfasern umgeben. Bei den abgebildeten Schwannzellen handelt es sich um eine Übergangsform im Sinne der Definition von *Morris* et al. (1972). Daneben findet sich ein Zytoplasmaareal eines mäßig aktiven Fibroblasten, und rechts davon sehen wir ein angeschnittenes, morphologisch intaktes, markhaltiges Axon. Die Markscheide ist relativ dünn. In der linken Bildhälfte findet sich eine aktivierte histiozytäre Bindegewebszelle. Die Kollagenfasern im Endoneuralraum verlaufen zum Teil schräg und zum Teil längs, sie sind deutlich dünner als die sich im interfaszikulären Raum befindlichen Kollagenfasern.

Der nicht neurotisierte Teil des Implantates zeigt, wie in der Lichtmikroskopie, noch zum Teil angedeutet erhaltene Nervenstrukturen ohne Nervenfasern. Die Abbildung 41 zeigt kollagene, überwiegend quergeschnittene Faserbündel. Zwischen diesen faserigen Strukturen finden sich im angeschnittenen Areal drei morphologisch intakte Bindegewebszellen.

Die oben beschriebenen Befunde beweisen, daß *die Schwannzellen in der Lage sind, eine gewisse kurze Strecke vom proximalen Nervenstumpf ins Implantat zu emigrieren.* Bei den meisten Zellen in dem Nervenimplantat handelt es sich um Bindegewebszellen, die dem Nervenhüllgewebe entstammen. Die neugebildeten Nervenfasern sind relativ kleinkalibrig und dünn myelinisiert. Sie sind von einem neugebildeten Perineurium umgeben. Die myelinisierten Fasern überwiegen. Die Reife und Ausdifferenzierung der Nervenfasern sind im Verhältnis zum Zeitintervall seit der Operation relativ gering (Abb. 42).

Man findet keine vereinzelten Nervenfasern im epineuralen Raum. Insgesamt fehlen die Charakteristika einer neuromatösen Entwicklung, wie sie von *Craviotó* und *Battista* (1981) beschrieben wird. *Der größte Teil der Nervenkonserve wird nicht neurotisiert, sondern zu Narbengewebe umgebaut.*

b) Der Ischiasnerv 1 cm proximal der Nahtstelle: *120 Tage nach der Operation zeigen unsere Präparate 1 cm proximal der Nahtstelle noch deutliche, de- und regenerative Veränderungen.* Die Abbildung 43 zeigt die typischen retrograden Veränderungen in einem Feld deutlich ausgeprägt. In der Bildmitte finden sich zwei reife, intakte, gut myelinisierte Axone mit zahlreichen Organellen (Mitochondrien, Neurofilamente und Neurotubuli). Das aktive und morphologisch intakte Zytoplasma der Schwannzelle ist von Basalmembranen umgeben. Am rechten Bildrand findet sich ein intaktes dünnes, myelinhaltiges Axon, das wahrscheinlich neu gebildet ist. Im linken Bildteil findet sich eine phagozytierende Schwannzelle mit zahlreichen Vakuolen, Lysosomen und Myelinresten. Die Zelle ist von einer Basalmembran umrandet. Das myelinhaltige Axon im Zytoplasma der Schwannzelle zeigt degenerative Veränderungen, wobei die Myelinscheide eine Fragmentation aufweist. Vereinzelte myelinfreie Axone sind im Raum verteilt und morphologisch vollkommen unauffällig.

Die Regeneration läßt sich am besten an dem Wachstumskolben der Nervenfaser darstellen. Wir können an unseren Präparaten *zwölf Wochen post operationem noch Axonensprossen* beobachten.

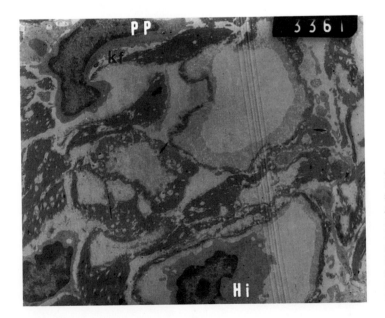

Abb. 41 Teilansicht aus dem lyophilisierten Nervenimplantat sechs Wochen post operationem zeigt keine Neurotisation. Die Endoneuralröhren sind von Kollagenfasern (= KF) umgeben und beinhalten zum Teil Fibrin. Dazwischen befinden sich Bindegewebszellen: proliferierende Perineuralzelle (= PP) und Histiozyt (= Hi) (Elmi 4000fach).

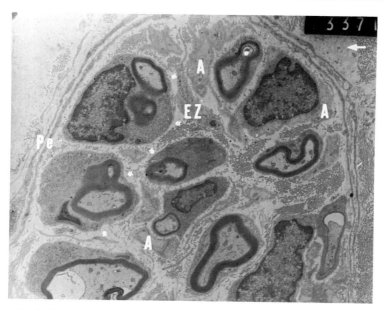

Abb. 42 Miniaturfaszikel im lyophilisierten Implantat sechs Wochen post operationem beinhaltet myelinisierte und myelinfreie neugebildete Axone (= A). Die Schwannzellen zeigen eine unvollständig gebildete Basalmembran (>>). Eine Schwannzelle steht in Kontakt mit mehreren marklosen und markhaltigen Nervenfasern gleichzeitig („Regenerating unit", Typ II). Das Perineurium (= Pe) ist dünn. Im epineuralen Raum finden sich Reste von alten Endoneuralröhren (→) (Elmi 4000fach).

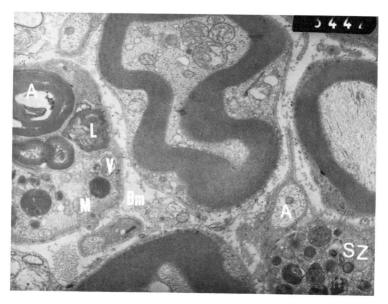

Abb. 43 Teil eines Nervenfaszikels zeigt de- und regenerative retrograde Veränderungen des Nervenstumpfes. Die markhaltigen Fasern sind morphologisch intakt und zeigen unterschiedlich dicke Markscheiden. Das Axoplasma ist organellenreich. Zwei phagozytierende Schwannzellen (= SZ) zeigen zahlreiche Lysosomen (= L), Mitochondrien (= M) und Vesikel (= V) mit Myelinresten. Sie sind von Basalmembranen umgeben (Elmi 7000fach).

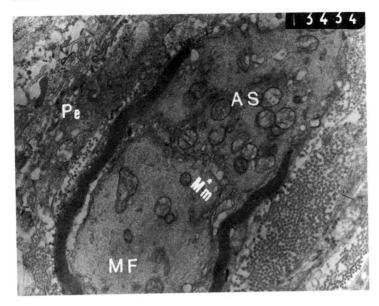

Abb. 44 Ursprung eines Axonsprosses (= AS) aus einer Markfaser (= MF). Das Axoplasma in beiden Teilen ist reich an Vesikeln, Mitochondrien und Neurofilamenten. Die Trennung zwischen beiden Teilen erfolgt durch Membranpaare (= Mm). Links im Bild findet sich ein mehrschichtiges Perineurium (= Pe) (Elmi 11 800fach). (Vgl. dazu *Wechsler* und *Hager* 1962 – Abb. 2).

Die Abbildung 44 zeigt den Ursprungsbereich eines aus einer Markfaser auswachsenden Axonensprosses. Sowohl die Nervenfaser als auch der Axonensproß zeigen progressive Axoplasmaveränderungen mit zahlreichen Vesikeln, Mitochondrien und Neurofilamenten. Der Axonensproß zeigt ein reich verzweigtes, kleintubuläres endoplasmatisches Reticulum. Der Markmantel ist in Höhe der Aussprossung unterbrochen. Das Regenerat ist noch nicht myelinisiert.

In unseren Präparaten zeigt sich *der gesamte Verlauf der retrograden Veränderungen deutlich verlangsamt.* Wir möchten annehmen, daß diese zeitliche Verzögerung mit dem gehemmten Vorwachsen der Axone in der Nervenkonserve in Zusammenhang steht.

c) Die Nervenkonserve 1 cm distal der Nahtstelle:
Das Implantat ist vom *Epineurium* umgeben, es ist hier auffällig dick und kollagenreich. Am äußeren Rand finden sich Blutgefäße und Fettansammlungen wie im normalen Nerven.

Zentralwärts finden sich die neugebildeten Nervenfaszikel. *Die Miniaturfaszikel sind in dem fibrotisch veränderten Epineuralraum verteilt* (Abb. 45) und sind durch straff geordnete Kollagenfaserbündel auseinandergedrängt. Von der alten Struktur der Nervenkonserve ist nichts mehr zu sehen. Die Nervenfaszikel, selbst die dünnsten, *sind vom neugebildeten Perineurium umgeben. Die überwiegend myelinhaltigen Nervenfasern sind von kleinem Kaliber* und stehen in direktem Kontakt zu den Schwannzellen. *Blutgefäße finden sich hauptsächlich im interfaszikulären Raum.*

Eine *deutliche Vermehrung der Kollagenfasern im Endoneuralraum ist auffällig.* Die längsverlaufenden und quergeschnittenen Kollagenfasern sind dünner als die im epineuralen Raum (Abb. 46). Zwischen den morphologisch intakten Perineuralzellen finden sich manchmal große Kollagenfaserbündel. Im interfaszikulären Epineuralraum finden sich ein Vierteljahr nach der Operation *Markmakrophagen* mit zahlreichen Lysosomen, Vakuolen mit Myelinresten und Membranauffaltungen der Oberfläche.

Vereinzelte Myelinfasern zeigen eine erhebliche Degeneration.

Die überwiegende Zahl der Markfasern ist jedoch morphologisch intakt. Insgesamt beweist die elektronenmikroskopische Untersuchung, daß die Nervenkonserve vollständig umgebaut und nur zum Teil neurotisiert wird. Der größte Teil wird von neugebildeten dünnen Kollagenfasern beherrscht. Es kommt zu einer deutlichen Fibrose des Epineuralraumes. Miniaturfaszikel werden gebildet und von neugebildetem dünnem Perineurium umhüllt. Sie beinhalten myelinhaltige und myelinfreie Nervenfasern und zeigen eine deutliche Zunahme der endoneuralen Kollagen-

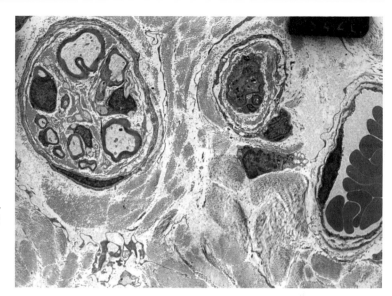

Abb. 45 Übersicht aus einer Nervenkonserve drei Monate nach Implantation: Zwei Miniaturfaszikel finden sich im fibrösen Interstitium. Rechts im Bild ist eine Venole angeschnitten (Elmi 2000fach).

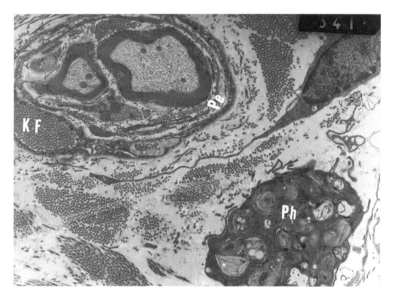

Abb. 46 Aus einem im Cialit konservierten Implantat, drei Monate post operationem: Oben links ist ein Miniaturfaszikel mit zwei Myelinfasern und vier myelinfreien Axonen erkennbar. Das Perineurium (PE) besteht aus zwei Zellschichten, dazwischen finden sich zahlreiche Kollagenfasern (= KF). Die Perineuralzellen zeigen zahlreiche Vesikel, im unteren Teil rechts findet sich ein Makrophag (= Ph) (Elmi 4800fach).

fasern, vereinzelt liegen degenerierte Nervenfasern vor. Die Zellkomponenten des Nervenimplantates, wie Schwannzellen, Perineuralzellen, Fibroblasten, sind aktiv und morphologisch völlig intakt. Einige Makrophagen werden auch im Spätstadium beobachtet.

2.2.3 Folgerungen

1. Lyophilisierte und in Cialit konservierte Nervenimplantate werden gut toleriert.
2. Die lyophilisierten Implantate werden schneller und massiver abgebaut als die in Cialit konservierten. Die Letztgenannten zeigen mehr Fibrose.
3. Es gelingt nur wenigen Nervenfasern, die Nahtstelle zu überschreiten und in das Implantat – in Begleitung ausgewanderter Schwannzellen – weiterzuwachsen.
4. Die Neurotisation des Implantates gelingt nur auf kurzer Strecke, nahe der Nahtstelle.

5. Die Neurotisation erfolgt nach der isomorphen Form. Die Regenerationsstrecke zeigt keine Neurommerkmale.
6. Der größte Teil der Nervenkonserve wird abgebaut und zu Narbengewebe umgebaut.
7. Ein Neurom kann bei mangelhafter Adaptation an der Nahtstelle entstehen, am freien Ende des Implantates jedoch wurde in dieser Versuchsreihe kein Neurom beobachtet.
8. Eine wasserdichte Verbindung des Nervenstumpfes mit dem Implantat ist unerläßlich.
9. Die beste Koaptation haben wir mittels Epineuralnaht und anschließender Verdichtung der Nahtstelle mit Fibrinkleber erreicht.

IV. Vergleichende Studie

Um die Effektivität der neu entwickelten Operationsmethoden gegenüber klassischen Verfahren zu überprüfen, wird eine vergleichende Untersuchung durchgeführt. Zum Vergleich werden zwei bekannte Verfahren gewählt, die einerseits in letzter Zeit propagiert und praktiziert werden und andererseits auf den gleichen Behandlungsprinzipien basieren wie die neuentwickelten.

a) Die *Versiegelung mit dem Kunststoffkleber* wird mit der *Unterbindung des Epineuriums* nach *Chavannaz* verglichen. Beide Operationsverfahren haben das Ziel, den epineuralen Schlauch zu verschließen, um ein Hindernis im Wege der wachsenden Nervenfasern zu bilden. Diese Operationsmethode hat im Laufe der Zeit einige Modifikationen und Verbesserungen erfahren (*Chapple* 1917; *Chavannaz* 1940; *Tupper* und *Booth* 1976; *Battista* und *Craviotó* 1981).

b) Die Wirkung der zweiten Operationsmethode *(Anheften eines homologen Nervenimplantates)* wird mit dem Ergebnis nach der *Verpflanzung eines frischen autologen Nervenimplantates* verglichen. Beide Verfahren zielen auf die Wachstumslenkung und den Schutz der neugesprossenen Axone.

Die Anwendung des Nerventransplantates wurde bereits von *Leriche* (1937) empfohlen; *Reicherts* (1954) und *Samiis* Empfehlungen deuten in ähnliche Richtung.

In beiden Fällen läßt sich der Vergleich jeweils an einem Versuchstier, also an derselben Versuchseinheit, durchführen. Die Auswertung der vergleichenden Untersuchung erfolgt daher mit dem Vorzeichentest.

1 Versuchsanordnung

Zwei voneinander getrennte Versuchsserien wurden durchgeführt. Die Operationen erfolgten an beiden Hinterläufen von Wistar-Albino-Ratten, die sowohl vor der Operation als auch danach im Tiermedizinischen Labor der Universität Heidelberg gepflegt und versorgt wurden. Die Seiten, an denen die verschiedenen Verfahren durchgeführt wurden und die Reihenfolge der Operationen wurden zufällig zugeteilt. Jede der beiden Versuchsgruppen enthielt sechzehn Tiere, um bei eventuellen Ausfällen und Nulldifferenzen im Vorzeichentest noch über einen ausreichenden Stichprobenumfang zu verfügen.

Zur Verwendung kamen Ratten beiderlei Geschlechts mit einem Körpergewicht von 200 bis 300 Gramm. Zur Schmerzausschaltung wurden die Tiere zunächst in einer Glasglocke mit Narkoseätherdampf betäubt und anschließend einer intraperitonealen Pentobarbital-Narkose zugeführt. Die Dosis beträgt 25 mg/kg Körpergewicht.

1.1 Chirurgisches Vorgehen

Die Operation erfolgt unter streng aseptischen Kautelen. Nach Fixation des Tieres in Bauchlage, Desinfektion und sterilem Abdecken erfolgt die Hauteröffnung auf der dorsalen Seite des proximalen Oberschenkelanteils, nach Faszienspaltung Eingehen zwischen dem Caput longum und Caput brevis des Musculus biceps femoris und Freilegen des Nervus ischiadicus.

Bei der *ersten Versuchsserie* erfolgt die Versiegelung des Epineuriums mit dem Kunststoffgewebekleber Histoacryl blau, wie bereits beschrieben. Die Ligatur des Epineuriums erfolgt in der Technik von *Tupper* und *Booth*. Nach Durchtrennung des Nerven wird das Epineurium ebenfalls zurückpräpariert. Nach Kürzung der Nervenfasern wird das Epineurium vorgezogen und zirkulär mit einem Seidenfaden der Stärke 5×0 zugeschnürt. Der Nervenstumpf bleibt auch hier ohne weitere Behandlung in seiner Umgebung zurück.

In der *zweiten Versuchsserie* wird der Nervus ischiadicus quer durchtrennt und die Schnittfläche geebnet, indem die hervorquellenden Nervenfasern gekürzt werden. Die lyophilisierten Nervenimplantate werden rehydratisiert und mittels einer Epineuralnaht am proximalen Nervenstumpf angeheftet. Die Nahtstelle wird mit einer dünnen Schicht Fibrinkleber abgedichtet.

Die autologen Transplantate werden auf folgende Weise gewonnen: Nach Durchtrennung des Nervus ischiadicus wird vom proximalen Anteil ein ca. 1 cm messendes Stück reseziert und wieder mit dem proximalen Nervenstumpf epineural – in gleicher Weise wie oben beschrieben – verbunden.

1.2 Gewinnung des Untersuchungsmateriales

Bei sämtlichen operierten Ratten verläuft die postoperative Wundheilungsphase komplikationslos. In keinem Fall kommt es zur Sekundärheilung aufgrund einer bakteriellen oder anderen Entzündung.

Der *Nachuntersuchungszeitraum* wird auf drei Monate festgelegt:

a) Die Neuromentwicklung ist nach Literaturangaben bei den verschiedenen Tierspecies innerhalb von drei, spätestens nach vier Wochen abgeschlossen (*Huber* und *Lewis* 1920; *Ducker* et al. 1969; *Mathews* und *Osterholm* 1972; *Spencer* 1974; *Dietrich* u. Mitarb. 1974; *Battista* und *Craviotó* 1981).

b) Nach *Dietrich* und Mitarbeitern soll die vollständige Auflösung des Kunststoffgewebeklebers innerhalb von drei bis vier Wochen stattfinden.

c) Die Regenerationsgeschwindigkeit der Achsenzylinder wird zwischen 1–3 mm/Tag angegeben (*Seddon* u. Mitarb. 1943; *Nigst* 1955; *Samii* 1972). In unserem Versuch beträgt die Implantatlänge durchschnittlich 10 mm, es liegt keine Verbindung zum Endorgan vor. So gesehen, müßte das Durchwachsen der Interponate von regenerierenden Achsenzylindern, eingerechnet die retrograde Degeneration, spätestens nach drei Wochen erfolgen, so daß die Aussprossung der Axone und die Neurombildung am freien Interponatsende nach weiteren zwei Wochen zu sehen sein müßten.

d) Ein Neurom ändert sich im Laufe der Zeit kaum; mit einer Rückbildung ist nicht zu rechnen.

Demnach ist bei unseren Nachuntersuchungen ein zusätzlicher Sicherheitsspielraum von etwa acht Wochen berücksichtigt.

Die Tiere werden durch eine Überdosis Nembutal® interperitoneal getötet. Nach Darstellung des Operationsgebietes und Freilegung der Nerven werden die Präparate *in situ fotografiert*. Das zentrale Nervenende wird samt Implantat in einer ausreichenden Länge als Präparat entnommen.

2 Ergebnisse

Zur Beurteilung der Ergebnisse werden folgende *Kriterien* berücksichtigt:

Eine Schwellung des freien Nervenendes läßt den Erfolg fraglich erscheinen. Lassen sich unter Kontrolle des Operationsmikroskopes beim Herauspräparieren des Nervenstumpfes freilaufende Nervenfasern erkennen, so ist das Resultat als negativ zu werten. Die Histologie bringt schließlich,die letzte Gewißheit über Form und Aufbau des Nervenendes. Die Kriterien für das Neurom werden im theoretischen Teil besprochen (s. S. 14, 15).

2.1 Die erste Versuchsreihe

2.1.1 Makroskopischer Befund

Zwölf von sechzehn Nervenstümpfen, die mittels *Ligatur* versorgt worden waren, haben ein Neurom gebildet. Der Neuromknoten, etwa doppelt so dick wie der Nerv selbst, ist in allen Fällen mit dem umliegenden Muskelgewebe bindegewebig verwachsen und zeigt mehrere ausgesprosste Nervenfaszikel. Der Faden wird von Narben- und Nervengewebe überwuchert, so daß der Knoten mitten in der Neurom-Masse durchschimmert (Abb. 47).

Die übrigen vier Nerven zeigen eine mehr oder weniger ausgeprägte Schwellung nahe der Ligatur, jedoch keinen Neuromknoten bzw. keine freilaufenden Nervenfasern.

Nach der intraneuralen *Versiegelung* mit Histoacryl blau finden wir bei zwei Nerven eine auffällige Auftreibung des Nervenendes, die sich bei genauer Betrachtung als überschüssige Klebemasse erweist (Abb. 48). Freilaufende Nervenfaszikel sind nicht auszumachen.

Bei den übrigen Nerven zeigt sich das Nervenende weitgehend unauffällig. Drei Monate nach der Operation sind noch blau-schimmernde Reste des Gewebeklebers sichtbar.

2.1.2 Mikroskopischer Befund

Eine knotige Auftreibung unterschiedlichen Ausmaßes kann proximal der Unterbindung bei allen Präparaten beobachtet werden. Die Nervenfasern verlieren in der Endzone ihren geordneten und parallelen Verlauf. In diesem Bereich überwiegen die dünnen (neugebildeten) und myelinfreien Axone. Eine faszikuläre Anordnung ist kaum erkennbar, die Blutgefäße sind im endoneuralen Raum selten. Das Epineurium ist um den Faden hyperplastisch, mehrschichtig, kollagenreich und hypervaskularisiert. Distal der Ligatur setzen sich die vorgewachsenen Nervenfaszikel fort (Abb. 49).

Die makroskopisch unauffälligen Nervenenden zeigen mikroskopisch knapp proximal der Ligatur eine mehr oder weniger kurze Strecke neuromatösen Wachstums (Abb. 50). Zwischen den locker angeordneten Nervenfasern finden sich Fibroblasten und Histiozyten als typische Zeichen der sich noch im Gange befindlichen De- und Regeneration. In Höhe der Ligatur hat sich eine dünne, undichte Bindegewebskapsel gebildet, die das Weiterwachsen der Axone nicht zügelt.

Die mit dem *Kunststoffgewebekleber* versorgten *Nerven* zeigen das im Vorversuch bereits ausführlich beschriebene histologische Bild (s. S. 27).

2.2 Die zweite Versuchsreihe

2.2.1 Makroskopischer Befund

Sämtliche frischen *autologen Transplantate* zeigen vitales Nervengewebe. Farbe und Konsistenz des Transplantates sind von denen des Nervenstumpfes nicht zu unterscheiden. Dreizehn von

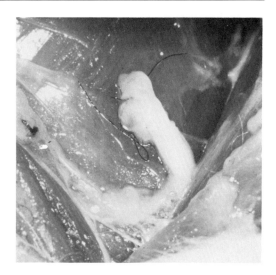

Abb. 47 Neurombildung nach Ligatur des Epineuriums am proximalen Nervenstumpf. Der Faden schimmert durch das Bindegewebe durch; mehrere Nervenfaszikel sind aus diesem Neuromknoten ausgesprossen.

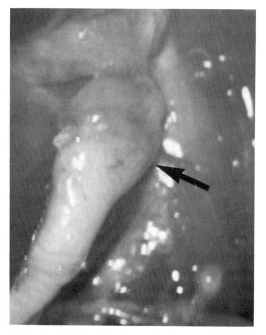

Abb. 48 Leichte Auftreibung des Nervenendes durch überschüssige Masse des Gewebeklebers. Der Farbunterschied läßt die distale Grenze des Nerven erkennen (Pfeil).

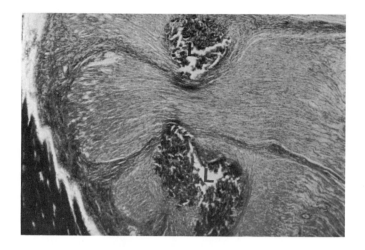

Abb. 49 Längsschnitt eines mit Ligatur versorgten Nervs: am rechten Bildrand sind die Nervenfasern parallel angeordnet. Dünne, myelinarme und ungeordnete Nervenfasern finden sich sowohl proximal als auch distal der Ligatur (L) (Bodian 35 ×).

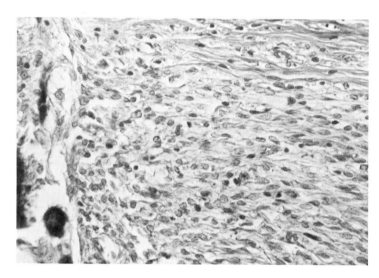

Abb. 50 Längsschnitt nach der Ligatur, drei Monate post operationem, zeigt neuromatöse Veränderungen und Zeichen der De- und Regeneration. Am linken Bildrand stellt sich eine dünne lückenhafte Kapsel dar (Masson-Goldner 35 ×).

sechzehn Transplantaten zeigen an den freien Enden eine kolbige Auftreibung, aus der mehrere Nervenfaszikel frei laufen und in die benachbarte Muskulatur eindringen (Abb. 51). Die übrigen drei Transplantate zeigen eher eine konische Form, wobei die Verdickung nahe der Nahtstelle liegt. Frei ausgesprosste Nervenfaszikel lassen sich nicht ausmachen (Abb. 52).

Die *lyophilisierten Nervenimplantate* erscheinen alle, wie bereits beschrieben, dünn, sulzig, gelbbräunlich, spitz zulaufend und schlaff. Sie unterscheiden sich makroskopisch vom Nervenstumpf eindeutig und lassen lediglich nahe der Nahtstelle die weißliche Farbe des Nervs ahnen. Weder eine Neurombildung noch eine entzündliche Reaktion werden beobachtet.

2.2.2 Mikroskopischer Befund

Bei der histologischen Untersuchung erscheinen *sämtliche autologe Transplantate* neurotisiert. Dreizehn Transplantate zeigen am freien Ende einen Knäuel von Nervenfasern verschiedener Stärke und Entwicklungsgrade, die sich kreuzen. Mehrere Nervenfaszikel verlassen den Neuromknoten und verlaufen ungeschützt und ungeordnet frei.

Selbst die drei makroskopisch unauffälligen Transplantate zeigen bei der mikroskopischen

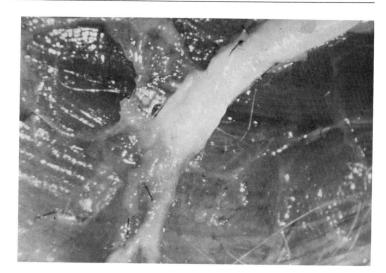

Abb. 51 Das Nerventransplantat scheint vital und zeigt am freien Ende eine Auftreibung und frei verlaufende Nervenfaszikel.

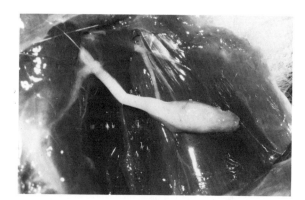

Abb. 52 Drei Monate post operationem liegt eine Verdickung des Nervenstumpfes und des Transplantates nahe der Nahtstelle vor.

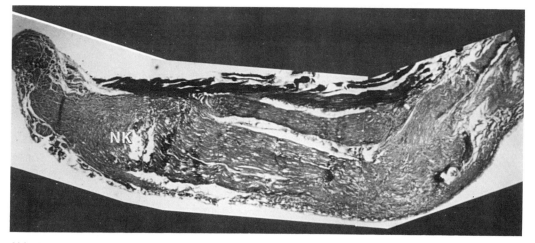

Abb. 53 Längsschnitt eines Nerventransplantates: das freie Ende zeigt ebenfalls einen Neuromknoten (NK). In der Spitze sind die Nervenfasern zum Teil schräg- bzw. quergeschnitten (Bodian 35 ×).

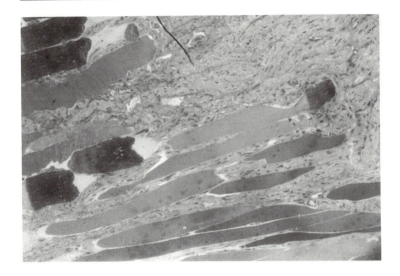

Abb. 54 Längsschnitt des freien Transplantatendes: neugesprossene, ungeordnete und wenig myelinisierte Nervenfasern zwischen Muskelfasern (Toluidin-Blau 125 ×).

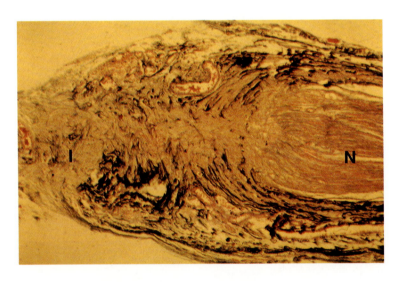

Abb. 55 Zwölf Wochen nach der Implantation hat die Nervenkonserve ihre Struktur verloren (I). Am Nervenende (N) schließt sich ein Narbenstrang an, der mit der Nervenscheide verbunden ist (Bodian 35 ×).

Untersuchung ebenfalls eine Neurombildung (Abb. 53). Bei näherer Betrachtung des freien Transplantatendes erkennt man die neugebildeten und wenig myelinisierten Nervenfasern, die ungeordnet zwischen der Muskulatur zersplissen verlaufen (Abb. 54).

Die *lyophilisierten Nervenimplantate* zeigen das bereits beschriebene histologische Bild (s. S. 33–39). Die Nervenkonserve wird abgebaut und verliert ihre Struktur; sie zeigt *keine Neurotisation*, sondern sie wird von Narbengewebe durchsetzt (Abb. 55).

3 Auswertung

Die Versuchsergebnisse sind in den Tabellen 5 und 6 zusammengefaßt. Die statistische Auswertung erfolgt unter der Nullhypothese, daß zwischen der Anzahl der positiven und negativen Vorzeichen bei einer vorgegebenen Irrtumswahrscheinlichkeit von 0.05 kein Unterschied besteht. Die Alternativhypothese besagt dann, daß ein Unterschied besteht.

Für den Vergleich Versiegelung – Ligatur ergeben sich 12 positive, 0 negative Vorzeichen und 4 Nulldifferenzen. Die Gesamtzahl der positiven und negativen Vorzeichen beträgt also 12. Aus den Geigy-Tabellen ergeben sich für die Vertrauensgrenze $2\alpha = 0.05$ Zahlen 2 und 10. Da die Zahl der positiven Vorzeichen über 10, nämlich bei 12, und die Zahl der negativen Vorzeichen unter 2, nämlich bei 0, liegt, darf man die Alternativhypothese mit einer Irrtumswahrscheinlichkeit von 0.05 annehmen.

Für den Vergleich heterologes Implantat – autologes Transplantat ergeben sich 16 positive, 0 negative Vorzeichen und keine Nulldifferenz. Die Gesamtzahl der positiven und negativen Vorzeichen beträgt hier also 16. Aus den Geigy-Tabellen ergeben sich für die Vertrauensgrenzen $2\alpha = 0.05$ die Zahlen 3 und 13. Da die Zahl der positiven Vorzeichen über 13, nämlich bei 16, die Zahl der negativen Vorzeichen unter 3, nämlich bei 0, liegt, darf man die Alternativhypothese mit einer Irrtumswahrscheinlichkeit von 0.05 annehmen.

Tabelle 5 Versiegelung – Ligatur.   0 = Mißerfolg = Neurom   1 = Erfolg = kein Neurom

Nr.	1	2	3	4	5	6	7	8	9	10	11	12	13	14	15	16
Versiegelung	1	1	1	1	1	1	1	1	1	1	1	1	1	1	1	1
Ligatur	0	1	0	0	1	1	0	0	0	0	1	0	0	0	0	0
Differenz	+	0	+	+	0	0	+	+	+	+	0	+	+	+	+	+

Anzahl der positiven Vorzeichen:	12	Zahl der positiven und negativen Vorzeichen = 12	
Anzahl der negativen Vorzeichen:	0	Vertrauensgrenzen für $2\alpha \to 2 - 10$ (GEIGY-Tabellen)	
Anzahl der Nulldifferenzen:	4	Die Alternativhypothese kann mit einer Irrtumswahrscheinlichkeit von 0.05 angenommen werden.	

Tabelle 6 Heterologes Implantat – autologes Transplantat.   0 = Mißerfolg = Neurom   1 = Erfolg = kein Neurom

Nr.	1	2	3	4	5	6	7	8	9	10	11	12	13	14	15	16
Implantat	1	1	1	1	1	1	1	1	1	1	1	1	1	1	1	1
Transplantat	0	0	0	0	0	0	0	0	0	0	0	0	0	0	0	0
Differenz	+	+	+	+	+	+	+	+	+	+	+	+	+	+	+	+

Anzahl der positiven Vorzeichen:	16	Zahl der positiven und negativen Vorzeichen = 16	
Anzahl der negativen Vorzeichen:	0	Vertrauensgrenzen für $2\alpha \to 3 - 13$ (GEIGY-Tabellen)	
Anzahl der Nulldifferenzen:	0	Die Alternativhypothese kann mit einer Irrtumswahrscheinlichkeit von 0.05 angenommen werden.	

4 Folgerungen

1. Das Ergebnis der vergleichenden Prüfung der zur Auswahl vorliegenden Verfahren ist also, daß zur Vermeidung von Neuromen das heterologe Implantat und die Versiegelung dem autologen Transplantat und der Ligatur vorzuziehen sind. Die statistische Auswertung der Versuchsergebnisse hätte auch die Annahme der Alternativhypothese von $2\alpha = 0.01$ gestattet, doch wäre damit sicher die Extrapolationsfähigkeit dieses einfachen Experimentes überbewertet.
2. Mit der Ligatur des Epineuriums kann ein wasserdichtes Verschließen des Endoneuralraumes nicht erzielt werden. Es bleiben fast immer feine Lücken, aus denen die Axone herauswachsen können.
3. Bei einem zu festen Zubinden des Epineuriums besteht die Gefahr der Schädigung der Nervenscheide, so daß die Axone lateral wild auswachsen können.
4. Selbst im Idealfall kann die Ligatur dem Druck der wachsenden Axone nachgeben, zusätzlich zu der Dehnbarkeit des Epineuriums entsteht genügend Raum für ein Kompressionsneurom, wie beim Engpaßsyndrom.
5. Die hohe Klebekraft des Kunststoffklebers läßt keinen Leerraum entstehen und verhindert mechanisch ein Weiterwachsen der Axone.
6. Durch die Fremdkörperreaktion entwickelt sich ebenfalls dicht am Nervenfaserende eine Bindegewebskapsel, die den Endoneuralraum auf Dauer verschließt.
7. Ein autologes Transplantat kann die Neurombildung nicht verhindern. Die wachsenden Axone finden gute Voraussetzungen zum Weiterwachsen: Schwannzellen und gute Durchblutungsverhältnisse. Das Transplantat wird neurotisiert, und die Nervenfasern wachsen ungehindert distalwärts frei und bilden ein Endneurom.
8. Das freie Transplantatende kann bindegewebig verschlossen werden. Die Kapsel bleibt jedoch dünn und lückenhaft.
9. Das Nervenimplantat wird nur auf einer ganz kurzen Strecke neurotisiert. Es wird ab- und umgebaut und von Bindegewebe durchsetzt.
10. Nach Einbringen von lyophilisierten Nervenimplantaten am Nervenstumpf haben wir in unserem Tierversuch kein Endneurom beobachtet.

V. Klinische Erfahrungen

Die günstigen Ergebnisse der tierexperimentellen Untersuchungen haben uns ermutigt, auf diesem eingeschlagenen Weg weitere klinische Erfahrungen zu sammeln. Vor allem hat uns das Schmerzproblem, das uns beim Menschen begegnet, brennend interessiert. In erster Linie wollten wir die Methode der Versiegelung des Nervenendes mit dem Kunststoffkleber klinisch testen, da dieser eine begrenzte Fremdkörperreaktion im Gewebe auslöst, und eine fragliche gewebetoxische Wirkung von einigen Autoren erwähnt wird. Folgende Fragen bleiben nach der tierexperimentellen Studie offen:

a) ob die Neurombeseitigung die Schmerzen günstig beeinflußt,
b) ob der Kunststoffkleber lokal schädliche Wirkungen durch den direkten Kontakt mit den freien Nervenfasern zeigt oder schädliche Wirkung allgemeinen Charakters, wie Unverträglichkeit und Toxizität, und
c) ob die überschießende bindegewebige Reaktion am Nervenende mit der Bildung einer dicken Kapsel durch die Strangulation der Nervenfaser Schmerzen erwarten läßt, oder aber ob diese eher eine günstige Schutzschicht für die Axonen darstellt.

In den letzten 3½ Jahren hatten wir die Gelegenheit, 36 Patienten mit 68 Neuromen auf diese Weise operativ zu versorgen. Alle Patienten klagten über Stumpfbeschwerden, die durch konservative bzw. operative Behandlungsmaßnahmen nicht verbessert werden konnten (Tab. 7). Ein Neuromknoten konnte palpiert werden (Abb. 56). Der postoperative Verlauf blieb komplikationslos. Während einer Beobachtungszeit von 7 bis 43 Monaten konnten wir kein Rezidiv feststellen. Die präoperativ geklagten Schmerzen waren bei 28 Patienten völlig beseitigt, 5 Patienten gaben eine deutliche Beschwerdebesserung an und 3 Patienten waren nach der Operation vom Erfolg enttäuscht (Tab. 8). Hier handelt es sich um drei ältere Patienten, die vor mehr als 10 Jahren amputiert wurden, und bei denen der Phantomschmerz im Vordergrund der Beschwerden stand.

Tabelle 7 Patientenkollektiv (Patientengut = 36).

Alter:	22–68 Jahre	$\varnothing$: $44^{5}/_{12}$
Lokalisation:		
Finger	14 Pat.	25 Neurome
Oberarm	5 Pat.	12 Neurome
Unterarm	3 Pat.	6 Neurome
Oberschenkel	9 Pat.	17 Neurome
Unterschenkel	5 Pat.	8 Neurome
Zeitspanne Amputation – Neurom – OP:		
	1–15 Jahre	$\varnothing$: $3^{7}/_{12}$
Bisherige Therapie:		
Alle konservativ: (LA, TNS...)		
13 × OP:	2 × Silikonkappe	
	3 × Ligatur	
	2 × Versenken im Knochen	
	6 × Resektion	

Tabelle 8 Die klinischen Ergebnisse nach der Nervenversiegelung.

Beobachtungszeit	7–43 Monate		$\varnothing$ 17 Monate	
Subjektive Beurteilung:	schmerzfrei	Besserung	gleich	Verschlechterung
– Neuromschmerz	28	5	3	–
– Phantomschmerz	3	1	3	–

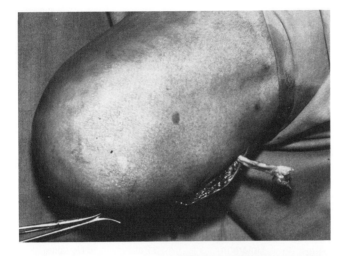

Abb. 56a Patient M. E.: Neurombildung bei Zustand nach Knieexartikulation.

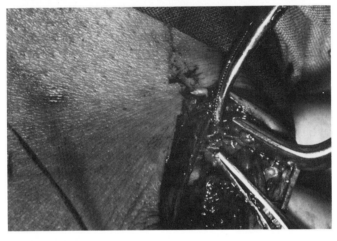

Abb. 56b Versiegelung des Neuromstumpfes mit dem Kunststoffkleber.

Trophische Störungen, Unverträglichkeit oder eine Entzündung konnten nicht beobachtet werden.

Die dargestellte Operationsmethode erweist sich als praktikabel, sie bietet eine ausgezeichnete Möglichkeit zur Verhinderung des Amputationsneuroms. Die klinischen Langzeit-Beobachtungen sprechen für die Effektivität dieses Verfahrens. Seit 4 Jahren ist diese Operationsmethode in der Orthopädischen Universitätsklinik Heidelberg ein Routineeingriff bei jedem Amputationsneurom.

Die Nervenkonserven wurden in den siebziger Jahren oft klinisch verwendet und haben viele Befürworter gefunden (*Afanassieff* 1967; *Seiffert* und Mitarb. 1972; *Jacoby* und Mitarb. 1972; *Singh* und *Lange* 1975 und 1976). Nachdem es sich gezeigt hat, daß ein Durchwachsen des Implantates von regenerierenden Axonen nur in Ausnahmefällen zu erwarten ist, wird von der Indikation, die Nervenkonserve als Nervenersatz zu verwenden, Abstand genommen. Andere negative Erfahrungen mit den lyophilisierten oder in Cialit konservierten Nervenimplantaten sind nicht bekannt geworden, so daß gegen die klinische Anwendung dieser Bioimplantate generell keine Bedenken bestehen. Wir hatten noch keine Gelegenheit, diese Operationstechnik klinisch zu testen. Die vorliegenden Tierversuche lassen jedoch diese Methode für die Neurombehandlung und -prophylaxe aussichtsreich erscheinen; sie ist indiziert bei den großkalibrigen Nerven oder beim Nervenplexus, sowie bei Narbenneuromen, wobei der Schmerz und nicht der Sensibilitätsverlust im Vordergrund der Beschwerden steht.

VI. Diskussion

Über 150 Behandlungsverfahren sind in der Literatur bekannt geworden, um die Neuromentwicklung nach der Amputation zu verhindern. Die verschiedenen Behandlungsmethoden können – je nach Zielsetzung – in zwei Gruppen unterteilt werden:

1. In der Annahme, daß die Neurombildung nicht zu vermeiden ist, konzentrieren sich die Behandlungsmaßnahmen auf die *Schmerzlinderung,* wie zum Beispiel durch lokale Anästhesie, die Durchtrennung der Schmerzbahnen oder die Verlagerung des Nervenendes in eine geschützte Lage.
2. Eine zweite Gruppe unternimmt den Versuch, *das Auswachsen der Nervenfasern zu verhindern,* entweder durch die Zerstörung der Nervensubstanz oder durch mechanische Hindernisse. Der Erfolg ist nur wenig überzeugend, was schon die Vielzahl der angegebenen Verfahren erkennen läßt.

Spencer (1974) bringt zum Ausdruck, daß er von allen lokalen Maßnahmen am Nervenende nicht viel hält, da die Regenerationsfähigkeit der Axone unbegrenzt bleibe, solange die Ganglienzelle aktiv ist. Der gleichen Meinung haben sich *Dietrich* und Mitarb. (1974) angeschlossen; sie empfehlen, künftig in der Nervenzelle den therapeutischen Angriffspunkt zu suchen. Nach den Untersuchungen von *Kreutzberg* und Mitarbeitern (1963; 1971) sowie *Wechsler* und *Hager* (1962) sind für die Regeneration eines Nerven nach Amputation sowohl die im Perikaryon der Nervenzelle ablaufenden Vorgänge der primären Reizung, als auch die Axoplasmaumformung in den Achsenzylinderfortsätzen gleichermaßen von Bedeutung.

Die vorliegende Arbeit soll Aufschluß darüber geben, ob *eine Neuromverhinderung durch lokale Maßnahmen am proximalen Nervenende möglich* ist, mit dem Ziel, ein *therapeutisches Konzept* zur Behandlung von Amputationsneuromen zu liefern.

Die durchgeführten Tierversuche basieren auf zwei Prinzipien:
a) Ein intaktes Perineurium stellt eine unüberwindliche Barriere für die regenerierenden Nervenfasern dar (*Chapple* 1917; 1918; *Corner* 1918; *Chavanaz* 1940; *Denny-Brown* 1946; *Munro* und *Mallory* 1959; *Sunderland* 1946 und 1968; *Edds* 1945; *Tupper* und *Booth* 1976; *Battista* und *Craviotó* 1981).
b) Nach der Wiederherstellung der Nervenkontinuität durch Nervennaht oder ein Nerventransplantat mit exakter Adaptation des Epineuriums wird das Axonenwachstum in Richtung Erfolgsorgan gelenkt. Ein Auswachsen der regenerierenden Nervenfasern wird dadurch verhindert (*Leriche* 1937; *Millesi* 1962; 1968; 1969; 1983; *Samii* 1972b, 1980; *Martini* und *Zellner* 1976; *Martini* und *Böhm* 1979).

Sunderland erkannte bereits 1968, daß ein Weiterwachsen der Axone nur dadurch verhindert werden kann, daß man die Perineuralröhre versiegelt.

In unserer *ersten Versuchsserie* wollten wir untersuchen, ob bzw. durch welches mechanische Hindernis das Weiterwachsen der Axone im Sinne *Sunderlands* vermieden werden kann. Wir haben den Gewebekleber gewählt.

Der Gewebekleber ist einfach in seiner Handhabung und kann tatsächlich – vorausgesetzt, daß er richtig angebracht wird – die Nervenschnittfläche wasserdicht versiegeln.

Edds konnte 1945 nach eigenen Angaben mit dem Kunststoff-Gewebekleber die Neuromentwicklung verhindern. Seine Methode hat sich offensichtlich nicht durchgesetzt; sie findet in der Literatur später keine Erwähnung mehr.

Die beschriebene Technik hat unseres Erachtens ihre Schwachstellen in der Anwendung von Aceton zusätzlich zu dem gewebeunfreundlichen Kunststoffkleber (Methyl-Metacrylat). Hinzu kommt das kapselförmige Anbringen der Klebemasse um das Nervenende, was in Kombination mit dem Aceton wahrscheinlich zu Nekrose des Nervenendes führt.

Im Gegensatz zu *Edds* haben *Dietrich* und Mitarb. (1974) den Gewebekleber lediglich auf die Nervenschnittfläche aufgetragen. Nach zwei Wochen sehen sie Risse der Kunststoffdecke, die nach drei bis vier Wochen der vollständigen Auflösung anheimfällt. Die Nervenfasern können ungehindert durch die zerstörte Kappe auswachsen. Auch wir mußten diese Erfahrung in unseren Vorversuchen mit dieser Technik machen.

Wir haben die Technik insofern verbessert, als wir – wie *Tupper* und *Booth* – die Nervenfasern kürzen, das Epineurium in ausreichender Länge (ca. 4–6 mm in Relation zum Nervenkaliber) freipräparieren und den Gewebekleber im Innenraum des Epineuralschlauches unterbringen.

Auf diese Art wird die Nervenschnittfläche wasserdicht und extrem fest verschlossen. Der flüssige Klebstoff verteilt sich sofort, er dringt in die Unebenheiten und Winkel der Schnittfläche und Epineuraltasche ein und polymerisiert rasch, er erzeugt innerhalb weniger Sekunden eine mechanisch feste Verklebung. Die Klebemasse steht in direktem Kontakt mit den Schnittflächen der Nervenfaszikel und versiegelt die *Perineuralräume*. Unterhalb der Klebemasse proliferieren die Perineuralzellen und bilden eine dichte bindegewebige Kapsel. So sehen wir die Anforderungen *Sunderlands* (1968) damit als erfüllt an: „Measures designed to restrict the growth of axons at the nerve end achieve their maximal effect when they seal the severed funiculi and thus prevent the escape of regenerating axons into the terminal bulb of connective tissue at the nerve end".

„Procedurs will succeed only if they seal the severed funiculi and, in this way, prevent the escape of regenerating axons into the neighbouring connective tissue where their disorderly growth is responsible for the formation of the neuroma".

Bei dem angewandten Kunststoff-Gewebekleber „Histoacryl blau"® handelt es sich um *Buthyl-2-Cyanocrylat* mit der Formel:

$$CH_2 = C - C \begin{matrix} C \equiv N \\ | \\ O \\ O - CH_2 - CH_2 - CH_2 - CH_3 \end{matrix}$$

Von einem guten (idealen) Gewebekleber wird verlangt:
1. eine gute Klebeeigenschaft, die eine feste Verbindung mit dem Gewebe garantiert,
2. Gewebeverträglichkeit,
3. Resorbierbarkeit,
4. keine allgemeinen Nebenwirkungen, wie zum Beispiel Toxizität oder Karzinogenität.

Je besser die Gewebeverträglichkeit des Klebstoffes ist desto schlechter sind seine Klebeeigenschaften.

In der Cyanoacrylatgruppe ist das Buthyl-Cyanoacrylat in auspolymerisiertem Zustand weniger gewebsirritierend als Cyanoacrylat mit einer kürzeren Seitenkette (zum Beispiel Methyl-Cyanoacrylat), die Klebefähigkeit ist größer als bei den Cyanoacrylaten mit längerer Seitenkette (zum Beispiel Heptyl-Cyanoacrylat), welche noch gewebefreundlicher sind (*Heiss* 1965; 1968; *Lehmann* u. Mitarb. 1966; *Bettag* und *Kersting*).

Während die Klebeeigenschaften des Histoacryl blau® ausgezeichnet sind, läßt die *Gewebeverträglichkeit* zu wünschen übrig und ist umstritten. *Faul* u. Mitarb. melden 1965 eine gute Verträglichkeit bei der Verklebung durchtrennter Nerven; sie haben lediglich einen Saum von Granulationsgewebe mit größeren Lücken und zahlreichen Riesenzellen vom Typ der Fremdkörperreaktion beobachtet. *Bettag* und *Kersting* (1970) sollen bei der Anwendung von Histoacryl sowohl im Gehirn als auch am peripheren Nerven keinerlei entzündliche Reaktion oder starke Vernarbung beobachtet haben. *Woodwaard* u. Mitarb. (1965), *Lehmann* u. Mitarb. (1966) sowie *Berger* und seine Mitarbeitergruppe (1970) finden nach Anwendung von Buthyl-2-Cyanoacrylat vermehrte Bindegewebsreaktionen mit Zunahme der Kollagenfasern sowie degenerative Veränderungen des Nerven mit Abbau der Myelinscheide und Fibronisierung des Endoneuriums.

In unseren Versuchen können wir die Fremdkörperreaktion und die überschüssige Bindegewebsbildung bestätigen. Degenerative Veränderungen der Nervenfasern oder Fibrose des Nervenstumpfes werden hier nicht beobachtet; sowohl die Axone als auch die Myelinscheide bleiben – von wenigen Ausnahmen abgesehen – weitgehend unauffällig; sie sind durch ein institielles Ödem aufgelockert. In wenigen Fällen zeigt sich eine neuromatöse Regeneration auf einer ganz kurzen Strecke nahe der Klebestelle.

Diese, von der Literatur abweichenden Beobachtungen sind wahrscheinlich durch Art und Menge der Applikation des Klebstoffes bedingt. Zur Versiegelung des Nervenendes werden ein oder zwei Tropfen Kleber benötigt, die Klebemasse bleibt im Nerv; sie hat einerseits kaum Kontakt mit dem umgebenden Gewebe, andererseits stranguliert sie den Nerv nicht, wie es der Fall wäre, wenn der Nerv mit dem Kleber als Kapsel umhüllt werden würde.

Manche negativen Wirkungen sind sogar für unser Ziel geradezu nützlich. *Zur Verhinderung der Regeneration ist die Bildung einer dicken und festen bindegewebigen Kapsel wünschenswert (Evans u. Mitarb. 1968) und die begrenzte retrograde Degeneration nicht von Nachteil.* Die minimale toxische Wirkung auf das Nervengewebe im Kontaktbereich ist geringfügig im Verhältnis zu den Substanzen wie Alkohol, Phenol, Formol und Osmium, wie sie früher Verwendung fanden. In der geringen Menge des benötigten Gewebeklebers (ein bis zwei Tropfen) besteht keine Gefahr für eine allgemeine Nebenwirkung. Bei unseren klinischen Fällen beobachten wir keine Sekundärheilung oder Reizzustände, und in keinem Fall treten Schmerzen im Sinne einer Neuritis auf – im Gegenteil: die vorherigen Stumpf- und Phantomschmerzen verschwanden vollkommen.

Dietrich u. Mitarb. haben nach ihren Versuchen eine *Resorptionszeit* von drei bis vier Wochen angegeben. Nach *Heiss* (1968) dauert der Abbau – je nach Schichtdicke – drei bis vierundzwanzig Wochen, *Faul* u. Mitarb. (1965) geben eine Frist von acht bis sechzehn Wochen an, und *Berger* u. Mitarb. (1970) sehen Histoacrylreste nach der Verklebung durchtrennter Nerven auch noch am Ende der zehnten Woche. Bei über der Hälfte unserer Tiere stellen wir fest, daß der Klebstoff nach zwölf Wochen teilweise noch im Gewebe nachweisbar ist. *Auf jeden Fall erfolgt kein Abbau, bevor sich eine feste bindegewebige Kapsel gebildet hat.*

Auf der Suche nach einem anderen, besser verträglichen Gewebekleber haben wir *den Fibrinkleber* Human-Immuno in der oben angegebenen Technik verwendet, jedoch ohne Erfolg. Die Neuromentwicklung verläuft ebenso wie bei den unversorgten Nervenenden ungehindert. *Die zur Zeit zur Verfügung stehenden Biokleber erfüllen leider nicht die erforderlichen Bedingungen,* da der Klebeeffekt zu gering ist und die Klebestellen durch Fibrinolyse noch vor der Heilung der Wunde bzw. vor der Narbenbildung aufgelöst werden (*Kuderna* und Mitarb. 1980).

Vom Behandlungsprinzip und dem technischen Aufwand her ist die Versiegelung des Nervenendes mittels Gewebekleber mit der Unterbindung des Epineuriums, ebenfalls nach Kürzung der Nervenfaszikel (Technik von *Tupper* und *Booth*), vergleichbar. In einer randomisierten Studie werden beide Verfahren verglichen. Mit der Ligatur gelingt es nicht, das Epineurium wasserdicht zu verschließen. Kleine Lücken bleiben fast immer zurück, die das Auswachsen der regenerierenden Fasern und damit die Neurombildung ermöglichen. Andererseits kann der Faden bei übertriebener Spannung das Epineurium beschädigen, was ebenfalls das Ergebnis in Frage stellt. Selbst im Idealfall bleibt zwischen dem Faden und den Faszikelenden ein winziger Raum zurück; hinzu kommt, daß das Epineurim dehnbar ist und die Ligatur dem Druck der wachsenden Axone nicht immer mit absoluter Sicherheit standhält.

Dadurch entsteht ein kleines Endneurom, ähnlich wie beim Kompressionsschaden des Nerven, zum Beispiel beim Carpaltunnelsyndrom. Der Axoplasmafluß wird nicht abrupt gestoppt, sondern allmählich durch Zunahme des inneren Druckes (*Ochs* und *Ranish* 1969; *Samii* 1981).

Nach der Ligatur entwickelt sich eine – im Verhältnis zu der nach der Versiegelung – relativ dünne, bindegewebige Kapsel. Aus diesen Gründen halten wir die „Funiculectomy and Epineural Ligation" für eine unsichere Operationstechnik. Unsere Ergebnisse sind schlechter als die der Erfinder (*Tupper* und *Booth*), die bei mehr als einem Drittel ihrer Fälle Mißerfolge beobachten mußten.

Nach unseren tierexperimentellen Untersuchungen und den langzeitigen und vielversprechenden klinischen Erfahrungen haben wir den Eindruck gewonnen, daß sich durch Präparation des Endoneuriums, Kürzung der Nervenfaszikel und das Einbringen von Kunststoffgewebekleber in den vorgezogenen Epineuralschlauch eine technisch nicht sehr aufwendige Methode anbietet, mit der das Wachstum der Nervenfasern wirkungsvoll limitiert werden kann, ohne daß es zu einer nachteiligen Reaktion im Gewebe kommt.

Die Wachstumslenkung der regenerierenden Axone in eine bestimmte Bahn, in der sie geschützt sind, ist eine Behandlungsmethode des Amputationsneuroms, die mehrmals versucht wurde. Man will damit vor allem verhindern, daß einzelne Faszikel in das umliegende Gewebe, frei von Schutzhüllen, auswachsen und damit den äußeren Reizen ausgesetzt werden. Gleichzeitig soll den regenerierten Nervenfasern eine abgrenzende, feste Hülle wiederbeschafft werden. In diese

Richtung zielen die Operationsmethoden, bei denen die Verletzungssituation und „Wiederherstellung" simuliert werden. Hierzu zählen die Durchtrennung und Wiedervereinigung des Nervenstammes, proximal des Neuromknotens, nach *Leriche* (1937) sowie die Vereinigung zweier benachbarter Nervenstümpfe mittels einer End-zu-End-Naht (*Cushing, Foerster* 1927; *Riechert* 1954) oder auch die zentro-zentrale Anastomose mit einem Nerventransplantat (*Samii* 1980). *Um die Regeneration der Axone zu verringern und ein Weiterwachsen zu erschweren, haben wir in Anlehnung an das obengenannte Prinzip die homologen konservierten Nervenimplantate gewählt. Die Versuche, Nervendefekte mit homologen Transplantaten zu überbrücken, sind aufgrund einer immunologischen Reaktion mit nachfolgender Fibrose oder Abstoßung des Transplantates gescheitert* (*Young* und *Medawar* 1940; *Sanders* und *Young* 1942; *Gutmann* und *Sanders* 1943; *Seddon* und *Holmes* 1944; *Das Gupta* 1967). Um die antigene Wirkung der homologen Transplantate zu verringern, werden verschiedene Mittel und Methoden eingesetzt:

Die Transplantate werden zuvor gefriergetrocknet (*Weiss* 1943; *Weiss* und *Taylor* 1943b), bestrahlt (*Marmor* 1963; *Ashley* u. Mitarb. 1968; *Buch* 1970), lyophilisiert (*Campbell* u. Mitarb. 1963; *Jacoby* u. Mitarb. 1972; *Wilhelm* und *Ross* 1972; *Singh* 1974) oder in Cialit konserviert (*Afanassieff* 1967; *Seiffert* 1967; *Motta* 1971; *Kuss* und *Kedra* 1971; *Verhoog* und *van Bekkum* 1971; *Morotomi* und *Herasawa* 1973); in der Annahme, daß die Antigenität hauptsächlich in den Zellen ihren Ursprung hat, wird mit den obengenannten Methoden versucht, ein zellfreies Implantat zu verwenden. Die Immunreaktion konnte dadurch herabgesetzt werden.

Trotzdem bleibt der erwünschte Erfolg der Regeneration aus. Aufgrund des Kommissionsberichtes der Deutschen Gesellschaft für Neurochirurgie (*Kuhlendahl* u. Mitarb. 1972) und der Empfehlung des Wissenschaftlichen Beirates der Bundesärztekammer (1978) wird angenommen, daß *keine ausreichende Regeneration mit Durchwachsen des Implantates in ausreichendem Maße zu erwarten ist*. Die Spätergebnisse haben diese Annahme voll bestätigt. Die gewonnenen Präparate bei den Nachoperationen zeigen *eine minimale Neurotisation, die oft nur auf eine kurze Strecke im proximalen Anteil des Implantates beschränkt bleibt* (*Penzholz* 1973). *Wilhelm* und *Hauer* (1977) halten die Anwendung von konservierten Nervenimplantaten als Nervenersatz aufgrund eigener Erfahrungen für absolut kontraindiziert. Für die schlechte Neurotisation der Nervenkonserve im Vergleich zum frischen autologen Transplantat werden hauptsächlich *drei Faktoren verantwortlich gemacht:*

a) Das Fehlen des Zellbestandteiles: Während bei der Autotransplantation – und vor allem bei der Verwendung dünner Hautnerven – alle Zellen des Transplantates die Verpflanzung überleben (*Sanders* und *Young* 1942; *Pollard* und *Fitzpatrick* 1973a; *Millesi* 1972), haben wir es beim Implantat mit einem aus totem, homologem Bindegewebe bestehenden Material zu tun.

Edinger hat bereits 1918 die essentielle Rolle der Schwannzellen für die Regeneration hervorgehoben: „Die auswachsenden Fasern finden in den Schwannzellen der peripheren und der zentralen Stücke die Elemente, welche ihnen ein Weiterwachsen ermöglichen". Die Oberfläche der Basalmembranen der Schwannzellen bietet die günstigste Verbindung für ein Weiterwachsen der Axone in das distale Segment. Die Axone können den Spalt des Hanke-Büngnerschen Bandes um so leichter durchwachsen, je enger dieses ist und je mehr Schwannzellen und je weniger Bindegewebsstrukturen in ihm vorhanden sind (*Nathaniel* und *Pease* 1963; *Hager* 1972; *Millesi* 1983).

Die ortsständigen im Transplantat vorhandenen Schwannzellen können proliferieren und auch einen Funktionswandel mitmachen, wie zum Beispiel Myelin bilden, auch dann, wenn das Transplantat aus myelinfreien Nerven besteht (*Bary* u. Mitarb. 1973).

Die Schwannzellen sind also als wichtiger Wegbereiter und Versorger der Axonensprossen für das Vorwachsen der Axone unentbehrlich (*Evans* u. Mitarb. 1968; *Aguayo* u. Mitarb. 1979). *Lubinska* (1961) sowie *Aguayo* u. Mitarb. (1976) können im Tierexperiment nachweisen, daß die Schwannzellen vom Empfänger nicht weit in das Transplantat auswandern.

Das Nervenimplantat, das überwiegend aus Kollagenfasern besteht, wird völlig abgebaut und durch körpereigene und artspezifische Gewebe ersetzt (*Jäger* 1970; *Sollmann* und *Meier* 1972). Die Makrophagen umhüllen und phagozytieren die Strukturelemente des Implantates. Etwa in der dritten und vierten Woche beherrschen sie das histologische Bild. Die Längsorientierung der mesenchymalen Matrix bildet die Leitschienenfunktion für das parallele längsgerichtete Axonenwachstum (*Nigst* 1955; *Meier* und *Sollmann* 1972; *Krücke* 1972). Die Nervenfasern bleiben dünn und nur wenig myelinisiert; sie bilden kleine Bündel (kleinfaszikuläre Reinnervationsmuster) mit differenziertem endo- und perineuralem Bindegewebe (*Schröder* und *Seiffert* 1970; 1972).

Die Ausbildung des Perineuriums im Implantat vollzieht sich durch die Anlagerung von freien Bindegewebszellen (*Maason* 1932; *Nagott* 1932; *Denny-Brown* 1946; *Terry* und *Harkin* 1959). Außer den Perineuralzellen und Fibroblasten sind Übergangsformen zu beobachten (*Thomas* und *Jones* 1967; *Schröder* und *Seiffert* 1970); der Barriere-Effekt des Perineuriums ist auch beim gefriergetrockneten Nerv von *Martin* im Jahre 1964 nachgewiesen worden.

Insgesamt überwiegen die bindegewebigen Anteile bei weitem, sie stellen sich der vorwachsenden Nervenfaser als unüberwindbare Hürde entgegen (*Millesi* 1972), manche Faszikel enthalten keine Nervenfasern, sondern Fettzellen, die auf einen Abbau der Markscheidenlipide schließen lassen (*Schröder* und *Seiffert* 1972).

b) Schlechte Revaskularisation des Implantates: Die angiographischen Untersuchungen von *Hassler* (1969) haben gezeigt, daß *die Gefäßneubildung bei den homologen Transplantaten im Vergleich zu den autologen sehr verzögert eintritt*. Sie bleibt mangelhaft, sogar beginnende Gefäßverbindungen werden abgestoßen (*Grochowicz* 1983). Im konservierten Nervenstück finden sich die Kapillaren fast ausschließlich außerhalb der Faszikel, so daß der segmentale Metabolismus des Nervs über die Diffusionsbarriere des Perineuriums erfolgen muß (*Krücke* 1972; *Schröder* 1972c).

c) Allergische und entzündliche Reaktionen: Trotz der Lyophilisation und der Konservierung in Cialit bleibt eine gewisse allergische Reaktion nicht ausgeschlossen, *da nicht nur die Zellen für die Antigenität verantwortlich gemacht werden können* (*Das Gupta* 1967; *van Bekkum* und *Verhoog* 1972). Oft werden eosinophile Granulozyten beobachtet (*Sollmann* und *Meier* 1972). *Seiffert* stellt 1967 bei seinen Untersuchungen fest, daß *die entzündliche proliferative Reaktion der konservierten Gewebe abgeschwächt ist,* je aggressiver die Konservierungsart ist desto geringer ist die Verwachsung mit der Umgebung. Um diese Reaktion zu schwächen, werden die Implantate mit Allo- und Biomaterialien umhüllt (*Weiss* und *Taylor* 1943b; *Jacoby* u. Mitarb. 1972; *Campbell* u. Mitarb. 1963). *Die Tubulisation hat aber keine Vorteile gebracht, sie hat eher die Nekrose des Implantates gefördert* (*Lyons* und *Woodhall* 1949; *Krücke* 1974).

Bettag (1972) „scheute sich, die Leiche auch noch in eine Totenlade im Gewebe zu versenken".

Die von allen Autoren anerkannte schlechte Neurotisationsfähigkeit der Nervenimplantate soll in unserer Untersuchung dazu beitragen, *das Weiterwachsen der Axone des zentralen Nervenstumpfes zu hemmen.* Nur einem geringen Teil der regenerierenden Axone gelingt es, die Nahtstelle zu überqueren, um nach einer kleineren Strecke im faserreichen Bindegewebe steckenzubleiben. Die Axonensprossen bleiben *in einer dichten Nervenhülle* (neugebildetes Peri- und Epineurium) geschützt. *Das Auswachsen einzelner Nervenfasern in umliegendes Gewebe wird dadurch verhindert.* Die Architektur des Nervs wird weitgehend wiederhergestellt, und die *Isolierung der einzelnen Faszikel voneinander ist gewährleistet.* Die in kleinen Faszikeln geordneten und *parallel verlaufenden Nervenfasern kreuzen sich kaum,* damit sind künstliche Synapsen – wie sie im Neurom zu sehen sind – äußerst rar. *Somit sind die wichtigsten pathologischen Veränderungen, die für das Neurom charakteristisch sind, ausgeschlossen.*

Die Blutversorgung der Implantate zeigt nahezu normale Verhältnisse. Die in der Literatur angegebene mangelhafte Durchblutung ist auf lange Implantate zwischen zwei Nervenstümpfen bezogen. Die Revaskularisation erfolgt für eine kurze Strecke leicht aus dem Nervenstumpf (*Hassler* 1969; *Sunderland* 1970). Das freie Ende – in unseren Versuchen – läßt außerdem ein Einwachsen von gefäßtragendem Bindegewebe von außen zu. Ein dichtes Epineurium beinhaltet Blutgefäße und Fettansammlungen und umgibt die Nervenkonserve.

Die Reinnervationsstrecke bei unseren Versuchen bleibt nur kurz; sie beträgt nur wenige Millimeter. *Penzholz* (1973) findet ebenfalls „unzureichende Ansätze von Axonensprossung nur von wenigen Millimetern Länge in den Implantaten"; *Wilhelm* und *Hauer* (1977) können nur im proximalen Anteil der Implantate eine Reneurotisation feststellen. *Schröder* (1972) findet eine gute Regeneration in einem 2.5 cm langen, in Cialit konservierten Implantat beim Hund. In weiteren Versuchen wird sogar über längere Neurotisationsstrecken berichtet (*Seiffert* et al. 1968; *Afanassieff* 1967; *Singh* 1975 und 1976). In diesem Zusammenhang ist zu berücksichtigen, daß bei unseren Fällen im Vergleich mit den anderen Autoren *der distale Nervenstumpf fehlt*. Dies spielt sicherlich eine wichtige Rolle in der Regeneration, einerseits durch die Proliferation der Schwannzellen, die hauptsächlich von distal her geschieht, und andererseits durch die von *Cajal* (1928) aufgestellte Theorie des „Neurotropismus" bzw. der „Chemotaxis" von *Lundborg* (1980).

Proximal der Nahtstelle beobachten wir eine Schwellung des Nerven, die jedoch im Laufe der Zeit eine abnehmende Tendenz zeigt. Die histologischen Befunde zeigen kein Neurom in Kontinuität und keine wirr verlaufenden Nervenfasern, sondern ein instielles Ödem und retrograde Degeneration, verbunden mit Regenerationszeichen, wie sie auch bei den Autotransplantaten zur Wiederherstellung von Nervenlücken anzutreffen sind (*Morris* et al. 1972b; *Kempkens* 1977). Insgesamt sind die Nervenfasern proximal der Nahtstelle in Faszikel geordnet und verlaufen parallel. Sie sind von Schwannzellen umgeben und unterscheiden sich vom normalen, gesunden Nerv kaum.

Während sich bei allen frischen Autotransplantaten ein Neurom am freien Transplantatende entwickelt, bleiben die Konservenenden grazil und zeigen eine Verjüngung distalwärts; das freie Ende scheint optisch leer und zusammengeschrumpft. Die wenigen Neurome im Gesamtversuch sind auf technische Fehler zurückzuführen, zum Beispiel bei Verwendung des Fibrinklebers allein zur Fixierung beider Nervenenden mit nachfolgender Auflösung des Fibrinklebers und Luxation der Nervenkonserve bzw. bei schlechter Adaptation der Nervenquerschnitte. *Am besten hat sich die Kombination von wenigen Adaptationsnähten mit der Umscheidung mittels Fibrinkleber bewährt.* Damit kann die Nahtstelle gegen das Auswachsen der Axone abgedichtet werden.

Obwohl es sich bei dem verwendeten Tissicul® um *Humanfibrin* handelt, können wir keine immunologische Reaktion feststellen; diese läßt sich erst nach einer vorherigen Sensibilisierung erwarten, die einmalige Anwendung eines heterologen Fibrinklebers hat dies nicht zur Folge (*Martas* 1972). Das Fibrin trägt zur weiteren Wundheilung bei, indem es die Proliferation der Fibroblasten stimuliert. Es verhindert nicht das Einwandern gefäßtragenden Bindegewebes von der Umgebung in das Implantat. Die Abdichtung der Nahtstelle mittels *Kunststoffkleber* hat sich dagegen nicht bewährt, da es zu einer erheblichen Fibrosierung und vermehrten Degeneration kommt (*Berger* et al. 1970). Im Vergleich mit der Versiegelung des Nervenendes zeigt die Umhüllung mit Kunststoff-Gewebekleber negative Aspekte, zum einen, weil die Kontaktfläche mit dem Nerv relativ groß ist, und zum anderen, weil er das Nervenende zirkulär hart umschichtet und dadurch den Nerv stranguliert.

Beide *Konservierungsarten* (Lyophilisieren und Cialitlösung) halten der Bewährungsprobe stand. Die cialitkonservierten Implantate zeigen im Vergleich weniger Abbau. Sie behalten nach drei Monaten ihre Länge und haben kaum an Stärke verloren. Wir haben sogar den Eindruck, daß die Neurotisationsstrecke länger als bei den lyophilisierten Implantaten ist (*Seiffert* et al. 1972; *Schröder* 1972), sie bleibt jedoch innerhalb der 10-Millimeter-Grenze.

Wollen wir die *Qualität der Neurotisation* der Nervenkonserve beurteilen, so müssen nach *Krücke* (1972) folgende Kriterien berücksichtigt werden:

1. Zahl und Kaliber der Axone sowie die Markscheidendicke,
2. Regenerationsmuster und
3. die Revaskularisation.

Planimetrische Messungen sind für unsere Fragestellung uninteressant. Die histologischen Untersuchungen haben gezeigt, daß *die Zahl der regenerierenden Axone, die die Nahtstelle überqueren, nur gering ist und nach distalwärts rapide abnimmt.* Das Sistieren der Axoneneinsprossung im Implantat ist damit begründet:

a) im Implantat fehlen für das Axonenwachstum wichtige Elemente,
b) zunehmende Vernarbung des peripheren Implantatteiles und
c) die Proteinsynthese der Soma-Zelle wird nach der Wiederherstellung eines bestimmten intraperineuralen Druckes mit Hilfe des Axoplasmaflusses – wie bei Erreichung des Endorgans – gehemmt (*Ochs* und *Ranish* 1969).

Nach der vorliegenden Untersuchung scheint die Verwendung der Nervenkonserve zur Verhinderung von Amputationsneuromen erfolgversprechend. Das wirre Wachstum der Nervenaxone kann dadurch limitiert werden, die Nervenfasern gewinnen ihr normales Hüllgewebe zurück, und als weiteren Vorteil bringt die Konserve mit sich, daß sie gewebsverträglich und leicht zu beschaffen ist.

VII. Schlußfolgerungen

Die Ergebnisse unserer tierexperimentellen Untersuchung haben gezeigt, *daß die Neurombildung am proximalen Nervenstumpf entscheidend reduziert werden kann.* Durch die erhebliche Regenerationsfähigkeit des zentralen Nervensegmentes kommt es nach Nervendurchtrennung und „spontaner Heilung" zur Neurombildung wegen der überschüssigen Reaktion des Gewebes. Durch eine adäquate Versorgung der Wundfläche kann unseres Erachtens die „hypertrophische Vernarbung" – sprich: „Neurombildung" – eventuell verhindert werden. Dafür ist die Wiederherstellung der Kontinuität bzw. die wasserdichte Versiegelung des perineuralen Raumes notwendig (*Sunderland* 1968). Die Hemmung des Wachstums der Axone ist physiologisch damit begründet:

1. Das Perineurium bildet für die regenerierenden Axone eine unüberwindbare mechanische Barriere. Ein Ausbrechen der Axonensprossen ist nach der Wiederherstellung der Perineuralhülle nicht mehr möglich.
2. Durch den Aufbau eines intraperineuralen Druckes wird über einen Rückkoppelungsmechanismus die Proteinsyntheseleistung der Soma-Zelle gedrosselt und damit ein Weiterwachsen der Achsenzylinder verhindert (*Ochs* und *Ranish* 1969; *Samii* 1981).

Bei einem schmerzhaften Amputationsstumpf ist in erster Linie an das Vorhandensein eines Amputationsneuromes zu denken; ein Neurom verursacht nicht nur lokalen Druckschmerz, es kann unter Umständen auch für die kausalgieformen Beschwerden wie auch für den Phantomschmerz verantwortlich sein. Dabei steht nicht die tumoröse Auftreibung des Nervenendes im Vordergrund, sondern die aus dem Neuromknoten ausgebrochenen und im Gewebe frei laufenden Nervenfasern spielen die Hauptrolle (*Evans* et al. 1968; *Tupper* und *Booth* 1976). Liegt ein Amputationsneurom vor, so gilt es, dieses operativ zu beseitigen und mit aller Anstrengung ein Rezidiv zu vermeiden. Man darf auch nicht außer acht lassen, daß kaum tastbare Neurome, die mit Narben- und Muskelgewebe verwachsen sind, starke Schmerzen hervorrufen können.

Die beiden von uns entwickelten und untersuchten Verfahren haben sich im Tierversuch bewährt. Es handelt sich dabei um einfache, praktikable und risikoarme Operationstechniken, die an jedem peripheren Nerv verschiedensten Kalibers einzeln oder paarweise bzw. in Plexusform angewandt werden können. Selbstverständlich dürfen die Grundprinzipien der Amputationschirurgie nicht vernachlässigt werden, wie adäquate Myoplastik und gewebeschonende Operationstechnik, da schlechte Stumpfverhältnisse auch ohne Neurom Schmerzen verursachen.

Einige *Hinweise für das therapeutische Vorgehen:*

1. Die *frühzeitige* Nervenrevision hat bessere Erfolgschancen, weil das Schmerzgefühl noch nicht zentral fixiert ist wie bei veralteten Fällen (*Eaton* 1980).
2. Vor der Operation ist die genaue Untersuchung *aller* verdächtigen Nerven erforderlich. Um spätere Enttäuschungen zu vermeiden, darf man sich nicht mit der Entdeckung *eines* Neuromknotens zufriedengeben.
3. Die Freilegung des Neuroms soll vom Gesunden her erfolgen, also *von proximal* nach distal. So gelingt das Präparieren einfach und vollständig.
4. Die *Resektion* des Neuroms ist nicht unbedingt erforderlich. Der Nervenstamm wird etwa 2–3 QF oberhalb des Neuromknotens freipräpariert und im gesunden Bereich durchtrennt. Der distale Teil bleibt unversorgt; der proximale Teil wird versiegelt. Fibrotisch veränderte bzw. makroskopisch auffällige Abschnitte werden entfernt.
5. Der Nervenstumpf wird nach Verkürzung der Faszikel mit dem Kunststoffgewebekleber *versiegelt* oder eventuell mit einer *Nervenkonserve* exakt vereinigt.
6. Anschließend wird der Nervenstumpf aus der Belastungszone in eine geschützte Region *verlagert*.

7. Während sich die Versiegelung für einzelne Nerven als einfache Methode eignet, empfiehlt sich die Verwendung eines Nervenimplantates bei der Versorgung mehrerer Nervenstämme wie z. B. Plexus oder der N. ulnaris und medianus im Vorderarm. Die Nervenkonserve kann als Interponat zur Verbindung zweier Nerven dienen. Auf eine gute Adaptation der Nahtstelle ist zu achten. Das Nervenimplantat soll mindestens 2 cm lang sein und den gleichen Durchmesser wie der Nervenstamm aufweisen.

   Dieses Vorgehen stellt nach unseren experimentellen und klinischen Erfahrungen die zur Zeit optimale Versorgung des Nervenstumpfes dar, ohne Anspruch auf sichere Schmerzfreiheit; denn wir teilen die Meinungen und Erfahrungen von *Laewen* (1925): „Ein Verfahren, das uns in allen Fällen vollkommen sicher schmerzlose Amputationsstümpfe schafft, wird es wahrscheinlich nie geben, da es sich bei der Amputation um einen verstümmelnden und psychisch belastenden Eingriff handelt".

8. Liegt ein Trennungsneurom vor, so ist die Neuromresektion mit anschließender Nerventransplantation zur Überbrückung des Defektes die Therapie der Wahl. Eine Ausnahme bilden in diesen Fällen die Narbenneurome bei artifiziellen postoperativen Schäden von sensiblen Endästen, z. B. bei Durchtrennung des Ramus infrapatellaris bei der Meniskusoperation. Hier ist die Schmerzbeseitigung für den Patienten wesentlich wichtiger als die Wiederherstellung der Sensibilität; deshalb empfehlen wir nach der Neuromresektion und Anfrischung des distalen Stumpfes die Defektüberbrückung mittels eines Nervenimplantates. Eine autologe Nerventransplantation hat demgegenüber den Nachteil, daß durch die Transplantatentnahme an einer anderen Körperstelle, sowohl ein Sensibilitätsausfall als auch die Gefahr der Neurombildung in Kauf genommen werden muß. Zeigt sich die Darstellung des distalen Nervenstumpfes als zu aufwendig und kompliziert, so bietet sich die Versiegelung des proximalen Nervenstumpfes als die einfachere Lösung an.

9. Eine Reserve an Nervenimplantaten kann leicht hergestellt werden; Nervenstücke von verschiedenem Kaliber aus Amputaten können lange Zeit steril in Cialit-Lösung aufbewahrt werden.

10. Das Kompressionsneurom entsteht durch den Axoplasmastop (s. S. 12) proximal der Kompressionsstelle. Nach der Dekompression durch äußere Neurolyse erholt sich der Nerv in der Regel spontan, und das Neurom bildet sich zurück (Tinel-Hoffmann Zeichen). Ist das Epineurium deutlich verdickt und durch die lang andauernde Druckeinwirkung narbig verändert, so empfiehlt sich die Längsspaltung oder die Teilresektion desselben im Bereich der Einschnürung. Die interfaszikuläre Neurolyse mit Entfernung des pathologisch veränderten interfaszikulären Bindegewebes bleibt Ausnahmefällen vorbehalten, bei denen die Faszikel miteinander massiv verbacken sind. Bei ausgeprägter morphologischer Veränderung (s. Abb. 7) ist die Teilresektion und anschließende Nerventransplantation angezeigt. Die Erholungsphase hängt von der Krankheitsdauer und dem Ausmaß der morphologischen Veränderung des Nervs ab; je früher die Dekompression erfolgt – bevor motorische Ausfälle entstehen – desto besser die Regenerationschancen.

VIII. Zusammenfassung

Der Frage, ob die Neurombildung am zentralen Nervenstumpf durch geeignete Maßnahmen verhindert werden kann, wird nachgegangen. Zunächst werden die pathologischen Veränderungen eines peripheren Nervs nach der Verletzung mit dem Schwerpunkt der Neurombildung erörtert. Die morphologischen und pathophysiologischen Eigenschaften werden dargestellt. Die unterschiedlichen Theorien zur Klärung des Zusammenhanges zwischen dem Neurom und den verschiedenen Schmerzformen werden diskutiert, wobei bestimmte morphologische Veränderungen im Neurom schwerpunktmäßig aus einem Blickwinkel betrachtet werden. Hierbei kommt vor allem dem wirren Verlauf der Nervenfasern mit den künstlichen Synapsen sowie dem Ausbrechen von Nervenfaszikeln, die frei außerhalb des Neuromknotens verlaufen, besondere Bedeutung zu.

Basierend auf dem Grundprinzip, daß das Perineurium eine unüberwindbare mechanische Barriere für die regenerierenden Axone darstellt und unter Verwendung der subtilen mikrochirurgischen Techniken werden zwei verschiedene Verfahren tierexperimentell untersucht:

1. das wasserdichte Versiegeln des Perineuralraumes mit dem Gewebekleber Butyl-2-Cyanoacrylat (Histoacryl blau®).
2. Anbringen eines homologen Nervenimplantates zur Lenkung der wachsenden Axone in parallelen, vorgegebenen Bahnen, wobei die Nervenkonserve als Hülle für die regenerierenden Nervenfasern dient.

Die Tierversuche werden am Nervus ischiadicus der Ratte vorgenommen; sie umfassen 140 Tiere. In der ersten Versuchsreihe (40 Tiere, davon zwei verloren) wird die Wirkung der Versiegelung des perineuralen-epineuralen Schlauches nach Kürzung der Nervenfaszikel im Vergleich zur Überkappung mit dem Kunststoffgewebekleber klinisch und mikroskopisch untersucht.

In der zweiten Versuchsreihe (80 Tiere, davon vier verloren) werden 90 lyophilisierte und 40 in Cialit konservierte homologe Nervenimplantate verwendet. Verschiedene Fixationsmethoden kommen zur Anwendung: epineurale Naht, Fibrinkleber, Kombination von beiden bzw. epineurale Naht und Umhüllung mit Histoacryl blau®.

Die Beobachtungszeit dauert bis zu sechzehn Wochen, die Präparate werden fotodokumentarisch, licht-, raster- und elektronenmikroskopisch aufgearbeitet. In der ersten Versuchsreihe gibt es nach der Versiegelung des peri- und epineuralen Schlauches mit dem Kunststoffgewebekleber drei Versager von 28 Nerven, die auf technische Fehler zurückzuführen sind. Eine dichte, zweischichtige Kapsel bildet sich zwischen dem Kunststoffkleber und dem freien Nervenende und verhindert das Weiterwachsen der Axone. Die aus dem Perineurium gebildete Kapsel stellt außerdem eine Diffusionsbarriere dar. Bei den 90 lyophilisierten Nerven haben wir dreizehn und bei den 40 in Cialit konservierten Nerven nur drei Mißerfolge registriert. Sämtliche Neurome bilden sich an der Nahtstelle und nicht am freien Nervenende; sie sind durch schlechte Adaptation bzw. Koaptation zu erklären. Bei den lyophilisierten Nerven haben wir oft einen teilweisen Abbau der Implantate beobachtet. Die Neurotisation beschränkt sich auf eine ganz kurze Strecke. Die regenerierten Nervenfasern sind parallel in kleinen Faszikeln geordnet.

In einem einfachen Experiment werden die Ergebnisse der neu entwickelten Operationsmethoden mit denen zweier bekannter Verfahren, die auf den gleichen Behandlungsprinzipien basieren, verglichen. Die Versiegelung mit dem Kunststoffkleber wird mit der Unterbindung des Epineuriums und die Nervenimplantate mit den autologen Transplantaten verglichen.

Die statistische Auswertung der Ergebnisse läßt die Aussage zu, daß die Versiegelung der Nervenenden und das Anheften eines heterologen Nervenimplantates weitaus bessere Resultate zeigen als die Ligatur und das autologe Transplantat.

In den letzten 3½ Jahren haben wir bei 36 Patienten mit 68 Neuromen Histoacryl blau® mit Erfolg verwendet. Vor allem haben wir keine toxische Wirkung und kein Rezidiv beobachtet.

Literatur

Afanassieff, A. (1967): Premiers résultats de 20 homogreffes de nerfs conservés par le cialit (Main et avantbras). La Presse Médicale 27, 1409–1410

Aguayo, A. J., Charron, L., Bray, G. M. (1976): Potential of Schwann cells from unmyelinated nerves to produce myelin: a quantitative ultrastructural and radiographic study. J. Neurocytiology 5, 565–573

Aguayo, A. J., Epps, J., Charron, L., Bray, G. M. (1976): Multipontentiality of Schwann cells in cross-anastomosed and grafted myelinated and unmyelinated nerves: quantitative microscopy and radioautography. Brain Res. 104, 1–20

Aguayo, A. J., Bray, G. M., Perkins, S. C. (1979): Axon Schwann cell relationships in neuropathies of mutant mice. Ann. N. Y. Acad. Sci. B17, 512–531

Anderson, W. A. D. (1953): Pathology, 1282. ed. 2, C. V. Mosby, St. Louis

Ashley, F. L., Murphy, J. E., Morgan, S. C. (1968): Axonal growth through irradiated median and ulnar nerve homografts in primates. Plast. Reconstr. Surg. 42, 313–321

Bardenheuer, B. (1908): Mitteilungen aus dem Gebiete der Nervenchirurgie, VI. Behandlung der Nerven bei Amputation zur Verhütung der Amputationsneurome. Deutsche Z. Chir. 96, 128–135

Barnes, R. (1953): The role of sympathectomy in the treatment of causalgia. J. Bone Jt. Surg. 35B, 172–180

Battista, A., Craviotó, H. (1981): Neuroma formation and prevention by fascicle ligation in the rat. Neurosurgery 8, 191–204

Battista, A. F., Craviotó, H. M., Budzilovich, G. N. (1981): Painful neuroma: change produced in peripheral nerve after fascicle ligation. Neurosurgery 9, 589–600

Bennett, W. H. (1889): A case in which acute spasmodic pain in the left lower extremity was completely relieved by subdural division of the posterior roots of certain spinal nerves. Med. Chir. Trans. 72, 329–348

Berg, G. (1972): Histologische Labortechnik. Lehmann-Verlag, München

Berger, A., Meißl, G., Samii, M. (1970): Experimentelle Erfahrungen mit Kollagenfolien über nahtlose Nervenanastomosen. Acta Neurochirurgica 23, 141–149

Beswerschenko, A. P. (1929): Traumatische Neurome. Entstehungsbedingungen der Neurome und Mittel zu ihrer Verhütung. Experimentelle Untersuchungen. Zent. Bl. Chir. 56, 455–457

Bettag, W., Kersting, G. (1970): Untersuchungen zur Anwendbarkeit synthetischer Gewebsklebestoffe bei neurochirurgischen Operationen, 104–109 in: Bushe, K. A.: Fortschritte auf dem Gebiet der Neurochirurgie. Hippokrates, Stuttgart

Bettag, W. (1972): Diskussionsbeitrag. Med. Mitt. (Melsungen) 46, 242

Biddulph, S. L. (1972): The prevention and treatment of painful neuroma. J. Bone Jt. Surg. 54B, 379

Bier, A. (1900): Über Amputationen und Exartikulationen. Sammlung klinischer Vorträge. Neue Folge 264, 1439–1474

Bigellow, N., Harrison, L., Goedell, H., Wolff, H. G. (1945): Studies on pain, quantitative measurements of 2 pain sensations of skin, with reference to nature of „hyperalgesie of peripheral neuritis". J. Clin. Investigation 24, 503–512

Billroth, L. A. (1876): Allgemeine chirurgische Pathologie und Therapie. 8. Aufl., G. Zeimer, Berlin, 701–717

Blümcke, S. (1963): Elektronenoptische Untersuchungen an Schwannschen Zellen während der initialen Degeneration und frühen Regeneration. Beitr. path. Anat. 128, 238–258

Blümcke, S., Niedorf, H. R. (1965): Elektronenmikroskopische Untersuchungen an Wachstumsendkolben regenerierenden peripheren Nervenfasern. Virchows Arch. path. Anat. 340, 93–104

Blümcke, S., Backmann, R. (1966): Autoradiographische und elektronenmikroskopische Untersuchungen an regenerierenden peripheren Nerven. Verh. dtsch. Ges. Path. 50, 280–284

Blumberg, H., Jänig, W. (1981): Neurophysiological analysis of efferent sympathetic and afferent fibers in skin nerves with experimentally produced neuroma, 15–31. In: Siegfried, J., Zimmermann, M. (eds.): Phantom and Stump Pain. Springer, Berlin, Heidelberg, New York

Boese-Landgraf, J., Rahmanzadeh, R., Gorkisch, K., Nierlich, I., Stoltenberg, J., Vaubel, E. (1980): Tierexperimentelle Untersuchungen zur Ausschaltung von Stumpfneuromen durch centro-centrale Anastomose mit autologem Transplantat. Hefte Unfallheilk. 148, 596–599

Boese-Landgraf, J., Gorkisch, K. (1981): Tierexperimentelle Untersuchungen über die centro-centrale Nervenanastomose, eine Operationstechnik zur Verhinderung von Stumpfneuromen. Med. Dissertation. Universität Berlin

Boldrey, E. (1943): Amputation neuroma in nerves implanted in bone. Ann. Surg. 118, 1052–1057

Bray, G. M., Aguayo, A. J., Martin, J. B. (1973): Immunosympathectomy: late effects on the composition of rat cervical sympathetic trunks and influence on axonal regeneration after crush. Acta Neuropathologica 26, 345–352

Brown, H., Flynne, E. J. (1973): Abdominal pedicle flap for hand neuromas and entrapped nerves. J. Bone Jt. Surg. 55A, 575–579

Buch, W. (1970): Experimental study of radiated fresh nerve homografts Plast. Reconstr. Surg. 45, 586–594

Bunnell, St. (1956): Surgery of the hand (third ed.). J. B. Lippincott Co., Philadelphia

Bunge, R., Bunge, M. B. (1978): Evidence that contact with connective tissue matrix is required for normal interaction between Schwann cells and nerve fibers. J. Cell. Biol. 78, 943–950

Burke, B. R. (1978): A preliminary report in the use of silastic nerve caps in conjunction with neuroma surgery. J. Foot Surg. 17, 53–57

Cabaud, H. E., Rodekey, W. G., Nemeth, Th. J. (1982): Progressive ultrastructural changes after peripheral nerve transection and repair. J. Hand Surg. 7, 353–365

Cajal, S. R. Y. (1928): Degeneration and regeneration of the nervous system, Vol. I. II. Hafner, New York

Campbell, J. B., Bassett, C. A. L., Girardo, J. M. (1956): Application of monomolecular filter tubes in bridging gaps in peripheral nerves and for prevention of neuroma formation: a preliminary report. J. Neurosurg. 13, 635–637

Campbell, J. B., Bassett, C. A. L., Böhler, J. (1963): Frozen irradiated homografts shielded with microfilter sheaths in peripheral nerve surgery. J. Trauma 3, 303–311

Cantero, J. (1978): Persönliche Mitteilung. XII Journées internationales de chirurgie de la main. Chur, Schweiz

Cervos-Navarro, J., Weller, R. O. (1973): Pathology of peripheral nerves. Butterwoths, London, Boston

Chapple, W. A. (1917): Reamputation. Brit. Med. J. 2, 242–244

Chapple, W. A. (1918): Prevention of nerve bulbs in stumps. Br. med. J. 1, 399

Chavanaz, G. (1940): A propos de la technique de l'amputation de cuisse. La ligatur du nerf grand sciatique. Bull. Acad. Méd. 123, 123–124

Cliff, W. J. (1963): Observations on healing tissue: A combined light and electronmicroscopic investigation. Phil. Trans. R. Soc. B, 246, 305–325

Coburn, D. F. (1945): Painful stumps and their treatment. US Nav. M. Bull. 44, 1194–1196

Cole, M. (1968): Retrograde degeneration of axon and some in the nervous system, 269–300 in: *Bourne, G. H.* (ed.): The structure and function of nervous tissue; Vol. I, Structure I. Academic Press, New York, London

Cone, W. V. (1955): Neuralgias of the peripheral Nerves in: *White, J. C., Sweet, W. H.* (eds.): Pain: Its mechanism and neurosurgical control, 419–432. Springfield, III, Charles C. Thomas, Publisher

Corner, E. M. (1918): The surgery of painful amputation stumps. Proc. Roy. Soc. Med. 11, 7–24

Corner, E. M. (1918): The structure, forms and conditions of the ends of divided nerves; with a note on regeneration neuromata. Br. J. Surg. 6, 273

Cotta, H. (1978): Orthopädie, ein kurzgefaßtes Lehrbuch, p. 383. Thieme, Stuttgart

Courvoisier, L. G. (1886): Zitat bei *Kühn*

Craig, W. M., Walker, E. (1943): Zitat bei *Boldrey*

Craviotó, H. (1965): Studies on the normal ultrastructure of peripheral nerve: Axis cylinders, Schwann cells and myelin. Bull. Los Angeles, Neurol. Soc. 30, 169–190

Craviotó, H., Battista, A. (1981): Clinical and ultrastructural study of painful neuroma. Neurosurgery 8, 181–190

Cragg, B. G. (1970): What is the signal of chromatolysis? Brain Res. 23, 1–21

Chushing, H. (1921): Zitat bei Wiedhopf

Das Gupta, T. K. (1967): Mechanism of rejection of peripheral nerve allografts. Surg. Gynec. Obstet. 125, 1058–1068

De Carvalho Pinto, V. A., Uchoa Junqueira, L. C. (1954): A comparative study of the methods for the prevention of amputation neuroma. Surg. Gyn. Obst. 99, 492–496

Dederich, R. (1970): Amputationen der unteren Extremität, Operationstechnik und prothetische Sofortversorgung, 65–66. G. Thieme, Stuttgart

Denny-Brown, D. (1946): Importance of neural fibroblastes in the regeneration of nerve. Archives of Neurology and Psychiatry (Chicago) 55, 171–215

Dietrich, F. E., Michaelis, W., Köhnlein, H. E. (1974): Tierexperimentelle Untersuchungen zur Verhinderung der Ausbildung von Neuromen. Handchirurgie 6, 1–6

Doupe, J., Cullen, C. H., Chance, G. Q. (1944): Posttraumatic pain and the causalgic syndrome. J. Neurol., neurosurg. Psychiat. 7, 33–48

Droze, B., Leblond, C. P. (1963): Axonal migration of proteins in the central nervous system and peripheral nerves as shown by radioautography. J. Comp. Neurol. 121, 325–346

Droze, B. (1969): Protein metabolism in nerve cells. Int. Rev. Cytol. 25, 363–390

Ducker, T. B., Hayes, G. J. (1968): Experimental improvement in the use of silastic cuff for peripheral nerve repair. J. Neurosurg. 28, 582–587

Ducker, T. B., Kempe, L. G., Hayes, G. J. (1969): The metabolic background for peripheral nerve surgery. J. Neurosurg. 30, 270–280

Duhring, L. A. (1873): A case of painful neuroma of the skin. Am. J. Med. Sci., 413–418

Duncan, D., Jarvis, W. H. (1943): Observations on repeated regeneration of the facial nerve in cats. J. Comp. Neurol. 79, 315–327

Dustin, A. P. (1917): Les lésions post traumatique des nerfs. Contribution à l'histopathologie du systéme

nerveux peripherique chez l'homme. Amb. Océan 1, 71
Eaton, R. G. (1980): Painful neuromas, 195–202 in: Omer, G. E., Spinner, M. (eds.): Management of peripheral nerve problems. W. B. Saunders, Philadelphia, London, Toronto
Edds, M. V. Jr. (1945): Prevention of nerve regeneration and neuroma formation by caps of synthetic resin. J. Neurosurg. 2, 507–509
Edinger, L. (1918): Untersuchungen über die Neubildung des durchtrennten Nerven. Dtsch. Z. Nervenheilk. 58, 1–32
Elmslie, R. C. (1921): Amputations – painful amputation stumps, 490. in: Jones, R. (ed.): Orthopedic Surgery of Injuries, Vol. 1 London, Oxford
Engelmann (1876): Zitat bei W. Krücke 1955
Erlanger, J. H., Gasser, S. (1937): Electrical signs of nervous activity. Univ. of Penselvania Press, Philadelphia
Evans, L. E., Campbell, J. B. Pinner-Poole, B., Jenny, J. (1968): Prevention of painful neuromas in horses. J. Am. Vet. Med. Assoc. 153, 313–324
Farley, H. H. (1965): Treatment of painful stump neuroma. Minnesota Med. 48, 347–350
Faul, P., Heiss, W., Struppler, A., Brendel, W. (1965): Ersatz der chirurgischen Nervennaht durch Klebstoff. Zbl. Neurochir. 26, 97–105
Ferrière, G., Poirier, J., Larvaron, J., Escourolle, R., Castaigne, P. (1969): Etude au microscope électronique de deux névromes. Societé Francaise de Neurologie, 88–89
Finotti: Zitat bei Hedri, A. (1921)
Foerster, O. (1927): Die Leitungsbahnen des Schmerzgefühles und die chirurgische Behandlung der Schmerzzustände. Urban und Schwarzenberg, Berlin, Wien
Foerster, O. (1935): Der Schmerz und seine operative Bekämpfung. Nova Acta Leopoldina, Halle 3, Nr. 10
Gagel, O. (1941): Die Behandlung des Amputationsneuroms. Therapie der Gegenwart, 40–43
Geren, B. B. (1954): The formation from the Schwann cell surface of myelin in the peripheral nerves of chick embryos. Exp. Cell Res. 7, 558–562
Gershenbaum, M. R., Roisen, F. J. (1978): A scanning electronic microscopic study of peripheral nerve degeneration and regeneration. Neuroscience, Pergamon Press Ltd. 3, 1241–1250
Gillesby, W. J., Wu, K. H. (1965): Amputation neuromas of vagus nerves. Am. J. Surg. 110, 673–676
Gillis, L. (1969): The management of painful amputation stumps and phantom limbs, 159–163 in: Hartmann, K., Monakow, V. (eds.): Treatment of nervous disorders, topical probl. Psychiat. Neurol. 7, Karger, Basel, New York
Glück, T. (1880): Über Neuroplastik auf dem Wege der Transplantation. Arch. Klin. Chir. 25, 606–616
Göldner, E. V. (1935): Ein Beitrag zur Klinik und Behandlung der Amputationsneurome. Med. Dissertation, Universität Jena

Goldmann: Zitat bei Hedri, A. (1921)
Grafstein, B., McQuarrie, J. G. (1978): Role of the nerve cell body in axonal regeneration, 155–196 in: Cotman, C. W. (ed.): Neural plasticity Raven Press
Granit, R., Leksell, L., Skoglund, C. R. (1944): Fibre interaction in injured or compressed region of nerve. Brain 67, 125–140
Grasenick, E., Jakopic, E., Windisch, G. (1972): Die spezielle Präparationsmethode zur Leitfähigkeitserhöhung der Oberflächen organischer Materialien. Beitr. elektronenmikroskop. 5, 411–420
Gretsel, H. (1920): Behandlung von Amputationsneuromen durch Leitungsunterbrechung. Zbl. Chirurgie 46, 1395
Grochowicz, P. M. (1983): Revaskularisierung peripherer Nerventransplantate, Vortrag auf der 6. Arbeitstagung der D. Arbeitsgemeinschaft für Mikrochirurgie der peripheren Nerven und Gefäße. 25.–27. 11. 83 München
Gruber, H., Zenker, W. (1971): Über die morphologische Unterscheidbarkeit verschiedener Nervenfasertypen bei der Ratte. Verh. anat. Ges. 128, Ergänzungsband, 177–179
Gutmann, L., Medawar, P. B. (1942): The chemical inhibition of fibre regeneration and neuroma formation in peripheral nerves. J. Neurol. Neurosurg. and Psychiat. 5, 130–141
Gutmann, L., Sanders, F. K. (1943): Recovery of fibre numbers and diameters in the regeneration of peripheral nerves. J. Physiology 101, 489–518
Gye, R. S., Hargrave, J. C., Loewenthal, J., McLedo, J. G., Pollard, J. D., Booth, G. C. (1972): Use of immunsuppressive agents in human nerve grafting. Lancet 647–650
Haftek, J., Thomas, P. K. (1968): Electron-microscope observations on the effects of localized crush injuries on the connective tissues of peripheral nerve. J. Anat. 103, 233–243
Hager, H. (1972): Die Schwann'schen Zellen als Brükken der Regeneration am peripheren Nerven. Med. Mitt. (Melsungen) 46, 53–57
Haller, A. (1956): Icones anatomicae. Göttingen: Vandenhoek
Hallin, R. G. (1981): Einige periphere Schmerzmechanismen beim Menschen, 69–75 in: Struppler, A., Gessler, M. (eds.): Schmerzforschung, Schmerzmessung, Brustschmerz. Springer, Berlin, Heidelberg, New York
Hassler, O. (1969): Vascular reaction after experimental nerve section, suture and transplantation. Acta neurol. Scand. 45, 355–341
Hedri, A. (1921): Ein einfaches Verfahren zur Verhütung der Trennungsneurome. Arch. Klin. Chir. 117, 842–854
Heiss, W. H., Faul, P. (1965): „Nervennaht" mit Klebstoff. Langenbecks Arch. Klin. Chir. 313, 710–713
Heiss, W. H. (1968): Gewebsklebestoffe, Applikation, Eigenschaften und Anwendungsmöglichkeiten. Med. Mitt. (Melsungen) 42, 11–28

Herndon, J. H., Eaton, R. G., Littler, J. W. (1976): Management of painful neuroms in the hand. J. Bone Joint Surg. 58A, 369–373

Hiller, F. (1951): Nerve regeneration in grafts. J. Neuropath. Clin. Neurol. 1, 5–25

Hippéli, R., Heine, H. (1981): Mikroanatomie. Gödecke, Freiburg

Holmes, W., Young, J. Z. (1942): Nerve regeneration after immediate and delayed suture. J. Anat. 77, 63–96

Huber, G. C., Lewis, D. (1920): Amputation neuroma: Their development and prevention. Arch. Surg. 1, 85–113

Humphreys, W. J., Spurbock, B. O., Johnson, J. S. (1974): Critical point drying of ethanolinfiltrated, cyrofracturated, biological specimen für scanning electron microscopy 276–281 in: *Johari, A., Corrin, J.* (eds.): Scanning electron microscopy. 7th Proc. of annual scanning electron microscopy symposion. Chicago 1974

Isaakyan, I. G. (1961): A biological method of treatment of nerve stumps in amputations. J. Bone Joint Surg. 43A, 297

Jacoby, W., Fahlbusch, R., Mackert, B. (1972): Indikationen und Technik der Überbrückung von Nervendefekten mit homologen lyophilisierten Nerven. Med. Mitt. (Melsungen) 46, 209–219

Jäger, M. (1970): Homologe Bindegewebstransplantation. Thieme, Stuttgart

Jänig, W. (1980): Sympathisches Nervensystem und Schmerz. Verh. Dtsch. Ges. Inn. Med. 86, 1538–1545

Janvier, H. (1970): La prévention des séquelle douloureuses nerveuses lors des amputations de doigt. Ann. Chir. Plast. 15, 60

Kaiser, E. (1954): Amputationsneurom und posttraumatische Dystrophie. Schw. Med. Wschr. 20, 555–557

Kallio, K. E. (1950): Phantom limb of forearm stump cleft by kineplastic surgery. Acta Chir. Scand. 99, 121–132

Katenkamp, D., Stiller, D. (1978): Ultrastructur of perineurial cells during peripheral nerve regeneration. Electron microscopical investigations on the so-called amputation neuroma. Exp. Path. 16, 5–15

Kempkens, K. J. (1977): Vergleichende Untersuchungen zwischen frischen und prädegenerierten autologen Nerventransplantaten. Med. Dissertation, Universität Mainz

Key, A., Retzius, G. (1876): Studien in der Anatomie des Nervensystems und des Bindegewebes, Bd. II, 100–112. Norstedt und Sönner, Stockholm

Kimura, M., Kamat, Y., Matsumoto, K., Takaya, H. (1974): Electron microscopical study on the tumor of von Recklinghausen's neurofibromatosis. Acta Path. Jap. 24, 79–91

Kline, D. G. (1980): Primate laboratory models for peripheral nerve repair, 970–986. in: *Omer* and *Spinner* (eds.): Management of peripheral nerve problems. W. B. Saunders, Philadelphia, London, Toronto

Kline, D. G. (1980): Evaluation of the neuroma in continuity, 450–461 in: *Omer* and *Spinner* (eds.): Management of peripheral nerve problems. W. B. Saunders, Philadelphia, London, Toronto

Kline, D. G., Hudson, A. R., Bratton, B. R. (1981): Experimental study of fascicular nerve repair with and without epineural closure. J. Neurosurg. 54, 513–520

Knoche, H., Blümke, S. (1963): Lichtmikroskopische Beobachtungen über frühe Regenerationsstadien peripherer Nerven. Z. Mikrosk. Anat. Forsch. (Leipzig) 69, 248–278

Kölliker, Th. (1890): Die Verletzungen und chirurgischen Erkrankungen der peripheren Nerven. Enke, Stuttgart

Krainick, J. U., Thoden, U. (1976): Schmerzphänomene bei Amputierten, Klinik, Deutungsversuche und Behandlungsmöglichkeiten. Neurochirurgie 19, 72–80

Kreuzberg, G., Wechsler, W. (1963): Histochemische Untersuchung oxydativer Enzyme am regenerierenden Nervus ischiadicus der Ratte. Acta neuropath. 2, 349–361

Kreuzberg, G. W., Schubert, P. (1971): Volume changes in the axon during regeneration. Acta neuropath. (Berlin) 17, 220–226

Krnjevic, K. (1954): Some observations on perfused frog sciatic nerve. J. Physiol. (Lond.) 123, 338–356

Krücke, W. (1955): Erkrankungen der peripheren Nerven in: Handbuch der speziellen pathologischen Anatomie und Histologie, Bd. 13, Teil 5. Springer, Berlin, Göttingen, Heidelberg

Krücke, W. (1972): Morphologische Pathologie traumatischer Nervenläsionen. Med. Mitt. (Melsungen) 46, 7–36

Krücke, W. (1974): Pathologie der peripheren Nerven, 1–267 in: *Olivecrona, H., Tönnes, W., Krenkel, W.* (Hrsg.): Handbuch der Neurochirurgie, Bd. VIII/3. Springer, Heidelberg

Krüger, D. W. (1916): Über Nervenquetschung zur Verhütung schmerzhafter Neurome nach Amputation. Münch. med. Wschr. 63, 368

Krüger, D. W. (1955): Schmerzchirurgie. Wien. med. Wschr. 105, 945–949

Krzewicki, J. (1977): Nerwiaki regeneracy jne po przecie ciu nerwów obwodowych. Polski przeglad chirurg. 49, 515–521

Kuderna, H., Dinges, H., Redel, H. (1980): Die Fibrinklebung in der Mikrochirurgie der peripheren Nerven. H. Unfallheilk. 148, 822–825

Kühn, M. (1942): Über die Folgen nach Amputationen der großen Gliedmaßen unter besonderer Berücksichtigung der Fernsensationen und der Neuromfrage mit Statistik der Amputationsindikationen. Med. Dissertation, Universität Zürich

Kuhlendahl, H., Mumenthaler, M., Penzholz, H., Röttgen, P., Schliack, H., Struppler, A. (1972): Kommissionsbericht der Deutschen Gesellschaft für Neurochirurgie zum Thema: Behandlung peripherer Nervenverletzungen mit homologer Nerventransplantation. Z. Neurol. 202, 251–256

Kuss, H., Kedra, H. (1971): Une homogreffe de nerf median avec ses branches de division. Chirurgie de la main. Publication des Laboratoires Solac. Toulouse 13, 7–10

Laborde, K. J., Kalisman, M., Tsai, T. M. (1982): Results of surgical treatment of painful neuromas of the Hand. J. Handsurgery 7, 190–193

Läwen, A. (1919): Die Anwendung der Nervendurchfrierung nach Trendelenburg bei Amputation und der Operation traumatischer Neurome. Zbl. Chir. 46, 626–627

Läwen, A. (1925): Über Nervenvereisung bei Amputationen, Amputationsneuromen, Angiospasmen, Erythromelalgie, senilem Gangrän und Ulcus cruris varicosum. Beitr. Z. Klin. Chir. 133, 405–428

Lang, J. (1962): Über das Bindegewebe und die Gefäße der Nerven. Z. Anat. Entwicklungsgeschichte (München) 123, 61–79

Langstaff: Zitat bei *Huber* und *Lewin* 1920. Trs. of med. chir. Soc. of Edinburg 1830, XVI, 131

Lehmann, A. W., Hayes, G. J., Leonard, F. (1966): Toxicity of Alkyl 2-Cyanoacrylates, 1. Peripheral nerve. Arch. Surg. 93, 441–446

Lehmann, A. W., West, R. L., Leonard, F. (1966): Tox-icity of Alkyl-2-Cyanoacrylates, II Bacterial growth. Arch. of Surg. 93, 447–450

Lehmann, A. W., Hayes, G. J. (1967): Degeneration and regeneration in peripheral nerve. Brain (London) 90, 285–295

Lehmann, H. J. (1953): The epineurium as a diffusion barrier. Nature (London) 172, 1045–1046

Lehmann, H. J. (1957): Über Struktur und Funktion der perineuralen Diffusionsbarriere. Z. Zellforsch. 46, 232–241

Lehmann, H. J. (1960): Struktur und Funktion peripherer Warmblüter-Nervenfasern im Frühstadium der Wallerschen Degeneration. Z. Zellforsch. (Berlin) 51, 283–319

Lehmann, W. (1921): Die Chirurgie der peripheren Nervenverletzungen. Urban und Schwarzenberg, Berlin

Lehmann, W. (1936): Chirurgische Therapie bei Erkrankungen und Verletzungen des Nervensystems, 229–231. in: *Bunke* und *Foerster* (Hrsg.): Handbuch der Neurologie. VIII, Springer, Berlin

Lejars, F. (1889): Sur les veins des névromes et sur les dóuleurs des moignons. Arch. physiol. norm. Path. 21, 702–709

Lenggenhager, K. (1959): Zur Verhinderung der postoperativen Phantomschmerzen nach Amputationen. Helv. Chir. Acta 26, 559–565

Leriche, R. (1937): La chirurgie de la douleur. Masson & Cie., Paris

Leriche, R. (1949): De l'arteriographie dans les moignons pathologiques; du rôle de la circulation artérielle dans la genèse des troubles trophiques. Presse méd. 57, 23–34

Leriche, R. (1950): Etude critique des méchanismes de la douleur chez les amputés. (Nouvelles orientation de son traitment. Prophylaxie). J. Chir. Paris 66, 5–21

Levinthal, R., Brown, W. J., Rand, R. W. (1978): Part I: Fascicular nerve allograft evaluation. Comparison with autografts by light microscopy. Part II: Comparison with whole-nerve allograft by light microscopy. J. Neurosurg. 48, 423–433

Lexer, E. (1931): Die gesamte Wiederherstellungschirurgie Bd. 1: Ersatz von Nervendefektion, 434. Barth, Leipzig

Livingston, W. K. (1943): Pain mechanisms. A physiologic interpretation of causalgia and its related states. The Macmillan Co., New York

Livingston, W. K. (1945): The phantom limb syndrome. A discussion of the role of major peripheral nerve neuromas. J. Neurosurg. 2, 251–255

Lorente de Nó, R. (1944): Pain after amputation and its treatment. J. Am. M. A. 124, 1030–1035

Lortat-Jacob, L., Baudouin, E., Jeanselme (1922): Causalgia. Bull. et mém Soc. méd. d'hôp. de Paris 46, 1300–1311

Lubinska, L. (1961): Sedentary and migratory states of Schwann cells. Exp. Cell Res. Suppl. 8, 74–90

Lundborg, G., Branemark, P. I. (1968): Microvascular structure and function of peripheral nerves. Adv. Micro Circ. Karger, Basel, New York 1, 66–68

Lundborg, G., Hansson, H. A. (1980): Nerve regeneration through performed pseudosynovial tubes (A preliminary report of a new experimental model for studying the regeneration and reorganization capacity of peripheral nerve tissue). J. Handsurgery 5, 35–38

Lundborg, G., Nechamson, A. (1983): Vortrag: V International Hand Surgery Course. 3–7 October 1983, Ljubljana

Lyons, W. R., Woodhall, B. (1949): Atlas of peripheral nerve injuries. Saunders, Philadelphia

Lytton, B., Murray, J. G. (1954): Effects of the peripheral pathway on the regeneration of nerve fibres. J. Physiol. (London) 126, 627–636

Marinesco, G. (1917): Characteristics of amputation neuromata. Proc. Roy. Soc. Med. 2, 5–11

Marmor, L. (1963): Regeneration of peripheral nerve defects by irradiated homografs. Lancet 1, 1191–1192

Marmor, L., Hirasawa, Y. (1968): Further studies of irradiated nerve heterografts in animals with Imuran immunsuppression. J. Trauma 8, 32–46

Marquardt, E., Martini, A. K. (1979): Gesichtspunkte der Amputationschirurgie der oberen Extremitäten. Z. Orthop. 117, 622–631

Marti, T. (1951): Traitement des névromes d'amputation des petites extrémités par l'electrocoagulation. Z. Unfallmed. (Zürich) 44, 255–257

Martin, K. H. (1964): Untersuchungen über die perineurale Diffusionsbarriere an gefriergetrockneten Nerven. Z. f. Zellforschung 64, 404–428

Martini, A. K., Zellner, P. R. (1976): Ergebnisse der Nervenwiederherstellung an den oberen Extremitäten. Chirurg 47, 682–686

Martini, A. K., Böhm, B. (1979): Fingernervenverletzungen: Erstversorgung und Wiederherstellung. Orthop. Praxis 11, 910–914

Martini, A. K., Böhm, B. (1982): Das lyophilisierte Nerventransplantat zur Verhinderung der Neurombildung, 47–51 in: *Scheunemann, H., Schmidseder, R.* (Hrsg.): Plastische und Wiederherstellungschirurgie bei bösartigen Tumoren. Springer, Berlin, Heidelberg

Masson, P. (1932): Experimentelle und spontane Schwanome. Amer. J. Path. 8, 367–416

Mathews, G. J., Osterholm, J. L. (1972): Painful traumatic neuromas. Surg. Cl. of North America 51, 1313–1324

Matras, H., Dinges, H. P., Lassmann, H., Mamoli, B. (1972): Zur nahtlosen interfaszikulären Nerventransplantation im Tierexperiment. Wien. Med. Wschr. 122, 517–523

Maurer, P., Tomeno, B., Comiti, V. (1973): Traumatismes des nerfs périphériques. Traitement médicochirurgical des séquelles douloureuses. Revue de Chir. Orthopédique 59, 189–202

McKeever, F. M. (1943): Paper read before American Academy of Neurological Surgery. Battle Creek, Michigan, Sept. 18

Meier, C., Sollmann, H. (1972): Neurotisation homologer lyophilisierter Nerventransplantate. Res. exp. Med. 157, 237–240

Mellerowicz, H., Weigert, M., Werhahn, C. (1977): Experimentelle Erfahrungen mit der autologen Nerventransplantation am Kaninchen. Arch. Orthop. Unfall-Chr. 87, 101–109

Metz, R., Seeger, W. (1969): Collagen wrapping of nerve homotransplants in dogs, a preliminary report. Europ. Surg. Res. 1, 157–160

Metz, R., Seeger, W. (1972): Experimentelle Nerven-Homotransplantation mit Millipore- und Kollagenumhüllungen. Med. Mitt. (Melsungen) 46, 341–348

Miles, J. (1981): Surgical procedures for the relief of pain. Pharmac. Ther. 13, 533–542

Millesi, H. (1962): Klinische und experimentelle Erfahrungen bei der Wiederherstellung von Nervenläsionen. Langenbecks Arch. Klin. Chir. 301, 893–897

Millesi, H. (1972): Indikation und Technik der autologen und interfaszikulären Nerventransplantation. Med. Mitt. (Melsungen) 46, 181–188

Millesi, H. (1975): Bedeutung der Nerventransplantation in der Chirurgie der peripheren Nerven. Zbl. f. Chir. 100, 1537–1546

Millesi, H. (1981): Der heutige Stand der Nerventransplantation, 59–64 in: *Cotta, H., Martini, A. K.* (Hrsg.): Implantate und Transplantate in der plastischen und Wiederherstellungschirurgie. Springer, Berlin, Heidelberg, New York

Mitchell, S. W. (1872): Injuries of nerves and their consequences. Lippincott, Philadelphia

Mitchell, S. W. (1874): Traumatic neurologia: Section of the median nerve. Am. J. med. Sci. 67, 2–7

Morio, S. (1969): Tierexperimentelle Untersuchungen über Amputationsneurome des Nervus vagus. Yonago Acta medica 14, 18–26

Morotomi, T., Yasuka, H. (1973): Clinical experience in peripheral nerve homografting, 346–347. in: *Delchef, J., DeMarneffe, R., Vanderelst, E.* (eds.): Orthopedic Surgery and Traumatology. Excerpta Medica, Amsterdam

Morris, J. A., Hudson, A. R., Weddell, G. (1972): A study of degeneration and regeneration in the divided rat sciatic nerve based on electron microscopy. I) The traumatic degeneration of myelin in the proximal stump of the divided nerve. II) The development of the „Regenerating Unit". III) Changes in the axons of the proximal stump. IV) Changes in the fascicular microtopography, perineurium and endoneurial fibroblasts. Z. Zellforsch. 124, 76–203

Morton, T. G. (1876): A peculiar and painful affection of the fourth metatarsal phalangeal articulation. Amer. J. med. Sciences 71, 37–45

Moser: Zitat bei *Foerster, O.* (1927)

Moszkowitz, L. (1918): Zur Behandlung der schmerzhaften Neurome. Zentralbl. f. Chirurgie 33, 547–551

Motta, A. (1971): La nostra esperienza negli innesti di nervo all'arto supériore. Chirurgie de la main. Publication des Laboratoires Solae. Toulouse 13, 11–14

Mumenthaler, M., Schliack, H. (1965): Läsionen peripherer Nerven, Diagnostik und Therapie, 12–23. Thieme, Stuttgart

Mumenthaler, M. (1968): Verletzung und Regeneration peripherer Nerven. Z. Unfallmed. Berufskr., Zürich 61, 235–255

Mumenthaler, M. (1969): Schmerzen bei Amputationsneuromen. Dtsch. med. Wschr. 94, 1585–1593

Munro, D., Mallory, G. K. (1959): Elimination of the so-called amputation neuromas of divided peripheral nerve. New Engl. J. Med. 260, 358–361

Munro, D. (1962): Prevention of amputation neuromas. Consultant (March 1962), 26–27

Nagotte, J. (1932): Sheats of peripheral nerves. Nerve degeneration and regeneration, 189–239. in: *Penfield, W.* (ed.): Citology and cellular pathology of the nervous system, Vol. 1. Hoeber, New York

Nashold, B. S. Jr., Goldner, J. L., Bright, D. S. (1975): Direct electrical stimulation of the peripheral nerves for relief of intractable pain. J. Bone Jt. Surg. 57A, 729

Nathaniel, E. J., Pease, D. C. (1963): Regenerative changes in rat dorsal roots following Wallerian degeneration. J. Ultrastruct. Res. 9, 533–549

Nathaniel, E. J., Pease, D. S. (1963): Collagen and basement membrane formation by Schwann cells during nerve regeneration. J. Ultrastruct. Res. 9, 550–560

Nelson, A. W. (1977): The painful neurome: The regenerating axon versus the epineural sheath. J. of Surgical Res. 23, 215–221

Nigst, H. (1955): Die Chirurgie der peripheren Nerven. Thieme, Stuttgart

Nigst, H. (1983): Amputationen, 3215–3216 in: *Nigst, H., Buck-Gramcko, D., Millesi, H.* (Hrsg.): Handchirurgie, Bd. II: Frische Verletzungen und Rekonstruktionen, sekundäre Eingriffe, Begutachtungen. Thieme, Stuttgart

Ochs, S., Ranish, N. (1969): Characteristics of the fast transport system in mammalian nerve fibres. J. Neurobiol. 1, 247–261

Ochs, S., Ranish, N. (1970): Metabolic dependence of fast axoplasmic transport in nerve. Science 167, 878–879

Ochs, S., Hollingsworth, D. (1971): Dependence of fast axoplasmic transport in nerve on oxidation metabolism. J. Neurochem. 18, 107–114

Odier, L. (1811): Manual de médicine pratique, 362. J. J. Paschoud, Geneva

Omer, G. E. Jr. (1980): Continuous peripheral epineural infusion for the treatment of acute pain, 273–277. in: *Omer* and *Spinner* (eds.): Management of peripheral nerve problems. W. B. Saunders, Philadelphia, London, Toronto

Omer, G. E. Jr. (1981): Nerve, neuroma, and pain problems related to upper limb amputations. Orthop. Clin. North. Am. 12, 751–762

Orgel, M. G., Huser, J. W. (1980): A comparison of light and scanning electron microscopy in nerve regeneration studies. Plast. Reconstr. Surg. 65, 628–635

Ozzello, L., Hamels, J. (1976): The histiocytic nature of dermatofibro sarcoma protuberans. Tissue culture and electron microscopic study. Am. J. Clin. Path. 65, 136–148

Paré, A. (1634): The works of that Famous Chirurgion Ambroise Parey, Chapter 13, 456–461. T. Cotes and R. Young, London

Penzholz, H. (1973): Zur Frage der Behandlung peripherer Nervenverletzungen mit homologen Nervenimplantaten. Langenbecks Arch. Chir. 333, 1–4

Perroncito, A. (1907): Die Regeneration der Nerven. Beitr. Path. Anat. 42, 354–446

Perthes, G. (1915): Kriegschirurgische Mitteilungen aus dem Völkerkrieg 1914. 2. Über indirekte Schußfrakturen nebst einer Bemerkung über Fernwirkungen des Infanteriegeschosses auf das Nervengewebe. Dtsch.Z. Chir. 132, 191–196

Perthes, G. (1916): Über Fernschädigungen peripherischer Nerven durch Schuß und über die sogenannten Kommotionslähmungen der Nerven bei Schußverletzungen. Dtsch. med. Wschr. 42, 842–845

Peters, A., Vaughn, J. E. (1967): Microtubules and filaments in the axones and astrocytes of early postnatal rat optic nerves. J. Cell Biol. 32, 113–119

Peters, A., Palay, S. L., Webster, H. F. (1970): The fine structure of the nervous system. Harper & Row, Publ. New York, Evangston, London

Petropoulos, P. C., Stefanko, S. (1961): Experimental studies of post-traumatic neuromas under various physiologic conditions. J. Surg. Res. 1, 235–240

Petropoulos, P. C., Stefanko, S. (1961a): Experimental observations on the prevention of neuroma formation. J. Surg. Res. 1, 241–248

Pollard, J. D., McLead, J. G., Gye, R. S. (1971): The use of immunosuppressive agents in peripheral nerves homograft surgery: An experimental study. Proc. Aust. Assoc. Neurol. 8, 77–83

Pollard, J. D., Fitzpatrick, L. (1973): An ultrastructural comparison of peripheral nerve allografts and autografts. Acta Neuropath. 23, 152–165

Pollard, J. D., Fitzpatrick, L. (1973a): A comparison of the effects of irradiation and immunsuppressive agents on regeneration through peripheral nerve allografts: An ultrastructural study. Acta Neuropath. 23, 166–180

Poth, E. J., Bravo-Fernandez, E. (1944): Prevention of neuroma formation by encasement of the severed nerve and in rigid tubes. Proc. Soc. Exper. Biol. & Med. 56, 7–8

Poth, E. J., Bravo-Fernandez, E., Drager, G. A. (1945): Prevention of formation of end bulb neuromata. Proc. Soc. Exper. Biol. & Med. 60, 200–207

Probst: Zitat bei *Hedri* (1921)

Puhl, W. (1972): Die Mikromorphologie der Gelenkknorpeloberfläche. Rasterelektronenmikroskopische Untersuchungen an normalen und pathologisch veränderten Gelenkflächen, Med. Habilitationsschrift, Universität Heidelberg

Ranvier, L. (1878): Leçon sur l'histologie du système nerveaux. Savy 2, Paris

Rauschelbach, H. H. (1975): Zur Ätiologie, Pathogenese und Therapie der Stumpfschmerzen Amputierter. Orthop. Technik 11, 157–159

Riddoch, G. (1941): Phantom limbs and body shape. Brain 64, 198–222

Riechert, T. (1954): Die operative Behandlung chronischer Schmerzzustände. Regensburger Jahrbuch für ärztliche Fortbildung 4, 51–58

Riedel (1912): Über Spätneuralgien nach Amputatio femoris. Dtsch. med. Wschr. 38, 1270–1271

Rigoni, G., Smahel, J., Chiu, D. T. W., Meyer, V. E. (1983): Veneninterponat als Leitbahn für die Regeneration peripherer Nerven. Handchirurgie 15, 227–231

Ritter, C. (1920): Die Amputation und Exartikulation im Kriege, 1–130. Ergebn. d. Chirurg. und Orthop.

Robertson, J. D. (1955): The ultrastructure of adult vertebrate peripheral myelinated nerve fibers in relation to myelinogenesis. J. Biophys. Biochem. Cytol. 1, 271–278

Robertson, J. D. (1965): The synopse: morphological and chemical correlates of function. Neurosci. Res. Progr. Bull. 3, 1–79

Robertson, J. D. (1959): Ultrastructure of cell membranes and their derivatives, 3–43 in: *Crook, E. M.* (ed.): The structure and function of subcellular components. Biochemical Soc. Symposium Vol. 16, Cambridge Univ. Press, New York

Röhlich, P., Weiss, M. (1955): Studies on the histology and permeability of the peripheral nervous barrier. Acta morph. Acad. Sci. Hung. 5, 335–347

Röhlich, P., Knoop, A. (1961): Elektronenmikroskopische Untersuchungen an den Hüllen des Nervus ischiadicus der Ratte. Z. Zellforschung 53, 299–312

Russel, W. R. (1949): Painful amputation stumps and phantom limbs: Treatment by repeated percussion to stump neuromata (preliminary report). Brit. M. J. 1, 1024–1026

Russel, W. R., Spalding, J. M. K. (1950): Treatment of painful amputation stumps. Brit. med. J. II, 68–73

Samii, M. (1972): Die operative Wiederherstellung verletzter Nerven. Langenbecks Arch. Chir. 332–355

Samii, M., Schürmann, K., Wallenborn, R., Scheinpflug, W. (1972): Tierexperimentelle Untersuchungen über autologe und homologe Nerventransplantationen. Med. Mitt. (Melsungen) 46, 333–339

Samii, M., Wallenborn, R. (1972): Tierexperimentelle Untersuchungen über den Einfluß der Spannung auf den Regenerationserfolg nach Nervennaht. Acta Neurochir. 27, 87–110

Samii, M. (1974): Neurochirurgische Schmerzbekämpfung. Vortrag anläßlich einer europäischen Tagung der Neurochirurgen in Mainz

Samii, M. (1980): Fascicular peripheral nerve repair. Neurosurg. 17, 17.2–17.22

Samii, M. (1981): Centrocentral anastomose of peripheral nerves: A neurosurgical treatment of amputation neuromas, 123–125 in: *Siegfried, J.* and *Zimmermann, M.* (eds.): Phantom and Stump Pain. Springer, Berlin, Heidelberg, New York

Sanders, F. K., Young, J. Z. (1942): The degeneration and reinnervation of grafted nerves. J. Anat. 76, 143–166

Schloesmann (1915): Zitat bei *Foerster* 1927

Schmitt, F. O., Samson, F. E. (1968): Neural proteins. Neurosci. Res. Program Bull. 6, 145–153

Schnell, J. (1972): Aufbereitung von Nerven als Interponat. Med. Mitt. (Melsungen) 46, 271–278

Schönbauer, L. (1947): 100 Jahre Aethernarkose. Wien. Klin. Wschr. 59, 164–170

Schöneberg, F. (1981): Treatment of phantom and stump pain with controlled thermocoagulation of amputation neuroma, 160–162 in: *Siegfried, J.* and *Zimmermann, M.* (eds.): Phantom and Stump Pain. Springer, Berlin, Heidelberg, New York

Scholte, W. (1966): Zur Abgrenzung reaktiver von regenerativen Vorgängen im Axoplasma zentraler Nervenfasern. Verh. dtsch. Ges. Path. 50, 277–280

Schröder, J. M., Seiffert, K. E. (1970): Die Feinstruktur der neuromatösen Neurotisation von Nerventransplantaten. Virchows Arch. Abtlg. B m. Zellpath. 5, 219–235

Schröder, J. M. (1972a): Zur Feinstruktur der Degeneration und Regeneration im peripheren Nerven. Med. Mitt. (Melsungen) 46, 37–52

Schröder, J. M. (1972b): Altered ratio between axon diameter and myelin sheath thickness in regenerated nerve fibers. Brain Res. 45, 49–65

Schröder, J. M. (1972c): Das Perineurium als transitorische Immunbarriere bei heterologer Nerventransplantation. Med. Mitt. (Melsungen) 46, 317–323

Schröder, J. M., Seiffert, K. E. (1972): Untersuchungen zur homologen Nerventransplantation. Morphologische Ergebnisse. Zbl. Neurochir. 33, 103–118

Schröder, J. M. (1978): Zur Morphologie der Erkrankungen und Schädigungen peripherer Nerven. Therapiewoche 28, 4730–4747

Seddon, H. J. (1943): Three types of nerve injury. Brain (London) 66/4, 237–288

Seddon, H. J. (1943): Peripheral nerve injuries. Glasgow Med. J. 139, 61–75

Seddon, H. J., Medawar, P. B., Smith, H. (1943): The rate of regeneration of peripheral nerves in man. J. Physiol. 102, 191–215

Seddon, H. J., Holmes, W. (1944): Late condition of nerve homografts in man. Surg. Gyno. and Obstet. 79, 342–351

Sée, M. (1878): Atrophie ancienne du membre supérieur amputé. Développement relatif moindre de al circonvolution pariétale ascendante gauche. Bull. Soc. Chir. Paris 4, 334–335

Seiffert, K. E. (1967): Biologische Grundlagen der homologen Transplantation konservierter Bindegewebe. Hefte Z. Unfallheilkunde 93, Springer, Berlin, Heidelberg, New York

Seiffert, K. E., Schindler, P., Thomas, E., Schröder, J. M., Hufschmidt, F. (1968): Experimentelle Technik und Ergebnisse der homologen Nerventransplantation. Langenbecks Arch. Chir. 322, 598–601

Seiffert, K. E., Maxion, H., Schindler, P., Schröder, J. M. (1972): Experimentelle und klinische Untersuchungen zur homologen Nerventransplantation. Zbl. Neurochir. 33, 119–130

Shanthaveerappa, T. K., Burne, G. H. (1963): The perineural epithelium: nature and significance. Nature (London) 199, 577–579

Shanthaveerappa, T. R., Burne, G. H. (1964): The effects of transection of the nerve trunk on the perineural epithelium with special reference to its role in nerve degeneration and regeneration. Anat. Res. 150, 35–50

Sicard, J. A. (1916): Traitment des névrites douloureuses de guerre (Causalgie) par l'alcoholisation nerveuse locale. Presse med. 24, 241–243

Siegfried, J., Zimmermann, M. (1981): Phantom and Stump Pain. Springer, Berlin, Heidelberg, New York

Singh, R. (1974): Reappraisal of homologue nerve grafts. Clin. Neurol. Neurosurg. 2, 136–141

Singh, R., de Lange, S. A. (1975): Experience with homologeous lyophilized nerve grafts in the treatment of peripheral nerve injuries. Acta Neurochir. 32, 125–130

Singh, R. (1976): Experience with allografts in the surgery of peripheral nerves (Experimental study). Acta Neurochir. 34, 195–201

Singh, R., Mechelse, K., Stefanko, S. (1977): Role of tissue typing on preserved nerve allografts in dogs. J. Neurol. Neurosurg. Psych. 40, 865–871

Smith, J. R., Gomez, N. H. (1970): Local injection therapy of neuroma of the hand with triamcinolone acetonide. A preliminary study of twenty-two patients. J. Bone Jt. Surg 52-A, 71–83

Smith, J. W. (1966): Factors influencing nerve repair 1. Blood supply of peripheral nerves. Arch. Surg. 93, 335–341

Smith, R. W. (1849): A treatise in pathology, diagnosis and treatment of neuromas. Report presented at Annual Meeting of New Synd. Soc. Dublin, Hodges and Smith 38, 15–23

Snyder, C. C. (1961): The surgical handling of tissue. Proc. Seventh Annual Convention, Am. Assoc. Equire Prac., Forth Worth, Tex., Dec. 1961

Snyder, C. C., Knowles, R. P. (1965): Traumatic neuromas. J. Bone Jt. Surg. 47-A, 641

Sömmering (1800): Zitat bei *Kühn*

Sollmann, H., Meier, C. (1972): Homologe Nerveninterponate im Tierexperiment. Med. Mitt. (Melsungen) 46, 349–361

Soloren, K. A. (1962): The phantom phenomen in finish war veterans. Acta Orthop. Scand. Suppl. 3

Sorgo, W. (1948): Beitrag zur Pathologie der Oberschenkelamputierten. Wien. Med. Wschr. 98, 166–169

Spencer, P. S. (1974): The traumatic neuroma and proximal stump. Bull. Hosp. Jt. Dis. 35, 85–102

Spencer, P. S., Liebermann, A. R. (1971): Scanning electron microscopy of isolated peripheral nerve fibres. Normal surface structure and alterations proximal to neuromas. Z. Zellforsch. 119, 534–551

Spurling, R. G. (1943): The use of tantalum wire and foil in the repair of peripheral nerves. Surg. Clin. N. Amer. 23, 1491–1504

Stoffel, A. (1913): Beiträge zu einer rationellen Nervenchirurgie. Münch. Med. Wschr. 60, 175–179

Stookey, B. (1922): Surgical and mechanical treatment of peripheral nerves, Chap. 21. W. B. Saunders Co., Philadelphia

Strahberger, E. (1951): Über Amputationsneurome. Wien. Klin. Wschr. 63, 166–169

Struppler, A. (1981): Neurophysiologische Grundlagen des Schmerzes. Z. Phys. Med. 2, 64–72

Stuck, H. (1973): Experimentelle Medizin. Thieme, Stuttgart

Sturm, V., Kröger, M., Penzholz, H. (1975): Die Problematik peripherer Eingriffe bei Stumpf- und Phantomschmerzen. Chirurg 46, 389–391

Sunderland, S. (1945): Blood supply of peripheral nerves. Arch. Neurol. Psychiat. (Chic.) 54, 280–282

Sunderland, S. (1946): Effect of rupture of perineurium on contained nerve fibers. Brain 69, 149–152

Sunderland, S. (1952): A classification of peripheral nerve injuries producing loss of function. Brain 75, 19–54

Sunderland, S., Bradley, K. C. (1952): The perineurium of peripheral nerves. Anat. Rec. 113, 125–141

Sunderland, S., Bradley, K. C. (1961): Stress-strain phenomenon in human peripheral nerve trunks. Brain 84, 102–119

Sunderland, S. (1968): Nerve and Nerve Injuries. William & Wilkins, Baltimore

Sunderland, S. (1970): Anatomical feature of nerve trunks in relation to nerve injury and nerve repair. Clin. Neurosurg. 17, 38–62

Swanson, H. H. (1961): Traumatic neuromas. A review of the literature. Oral Surg. 14, 317–326

Swanson, A. B., Boeve, N. R., Biddulph, S. L. (1972): Silicone ruber capping of amputation neuromas. Investigational and clinical experience. Inter-Clin. Info. Bull., New York U, 11, 1

Swanson, A. B., Boeve, N. R., Lumsden, R. M. (1977): The prevention and treatment of amputation neuromata by silicone capping. J. of Handsurgery 2, 70–78

Tauber, K. (1949): Zur Bekämpfung des Neuromschmerzes Amputierter durch Leitungsunterbrechung. Med. Klin. 44, 193–196

Tauras, A. P., Frackelton, W. H. (1967): Silicone capping of nerve stumps in the problem of painful neuromas. Surg. Forum 18, 504–505

Ten Cate, A. R., Freeman, E. (1974): Collagen remodelling by fibroblasts in wound repair. Preliminary observations. Anat. Rec. 179, 543–546

Teneff, S. (1949): Prevention of amputation neuroma. Inter. Coll. Surg. 12, 16–20

Teneff, S. (1960): Die Verpflanzung des Nervenstumpfes innerhalb des Muskelfleisches zur Verhütung eines Amputationsneuromes. Z. Orthop. (Beilageheft) 93, 418–419

Terry, R. D., Harkin, J. C. (1959): Wallerian degeneration and regeneration of peripheral nerves. Progr. Neurobiol. (NY) 4, 303–320

Thiersch (1889): Zitat bei *Foerster* 1927

Thomas, P. K. (1963): The connective tissue of peripheral nerve: An electron microscope study. J. Anat. 97, 35–44

Thomas, P. K. (1964): The deposition of collagen in relation to Schwann cell basement membrane during peripheral nerve regeneration. J. Cell. Biol. 23, 375–382

Thomas, P. K. (1966a): Schwann cell outgrowth from degenerating peripheral nerve: An electron study, 854–856. Proc. V the Internat. Congr. Neuropath., Zürich 1965. Excerpta Medica Found, Amsterdam

Thomas, P. K. (1966b): The cellular response to nerve injury: 1. The cellular outgrowth from the distal stump of transected nerve. J. Anat. 100, 287–303

Thomas, P. K., Jones, D. G. (1967): The cellular response to nerve injury: 2. Regeneration of the perineurium after nerve section. J. Anat. (London) 101, 45–55

Thomas, P. K. (1969): The influence of repeated crush injuries on the nuclear population of peripheral nerve. J. Physiol. (Lond.) 201, 69p

Thompson, R. G. (1972): Complications of lower extremity amputation. Orthop. Clin. of North Am 3, 323–337

Tonkoff, W. (1898): Die Arterien der Intervertebralganglien und der Cerebrospinalnerven des Menschen. Mschr. Anat. 15, 355–399

Tooms, R. E. (1972): Amputation surgery in the upper extremity. Orth. Clin. of North Am. 3, 383–395

Trendelenburg, W. (1918): Die Methode der vorübergehenden Nervenausschaltung durch Gefrieren für chirurgische Zwecke. M. m. W. 49, 1367–1371

Trotter, W. (1944): The collected papers of London, Oxford University Press, 1941. Quoted by *White, J. C.*: Pain after amputation and its treatment. J. Am. M. A. 124, 1030–1035

Tupper, J. W., Booth, D. M. (1976): Treatment of painful neuromas of sensory nerves in the hand: A comparison of traditional and newer methods. J. of Handsurgery 1, 144–151

Van Beck, A. L., Jacobs, S. C., Zook, E. G. (1979): Examination of peripheral nerves with the scanning electron microscope. Plast. Reconstr. Surg. 63, 509–519

Van Beck, A. L., Eder, M. A., Zook, E. G. (1982): Nerve regeneration – Evidence for early spourt formation. J. of Handsurgery 7, 79–83

Van Bekkum, D. W., Verhoog, B. D. (1972): Immunologie der Nerventransplantation. Med. Mitt. (Melsungen) 46, 295–307

Van Breemen, V. L., Anderson, E., Reger, J. F. (1958): An attempt to determine the origin of synaptic vesicles. Exp. Cell Res. Suppl. 5, 153–167

Verdan, C. (1980): Diskussionsbemerkung. Handchirurgie 12, 256

Verhoog, B. D., Van Bekkum, D. W. (1971): Peripheral nerve allografts: Modifications of allograft reaction using experimental model in rats. Transplant. Proc. 3, 591–593

Verneuil (1852): Zitat bei Lehmann, W. 1921

Virchow, R. (1863): Die krankhaften Geschwülste, Vol. 3. A. Hirschwald, Berlin

Waggener, J. D. (1966): Ultrastructure of benign human peripheral nerve sheath tumors. Cancer 19, 699–709

Wall, P. D., Gutnik, M. (1974): Ongoing activity in peripheral nerves. The physiology and pharmacology of impulses originating from a neuroma. Exp. Neurol. 43, 580–593

Wall, P. D., Devor, M. (1978): Physiology of sensation after peripheral nerve injury, regeneration and neuroma formation, 377–388 in: Waxmann, S. G. (ed.): Physiology and pathology of Axons. Raven Press, New York

Wall, P. D. (1981): On the origin of pain associated with amputation, 2–14 in: Siegfried, J. and Zimmermann, M. (eds.): Phantom and Stump Pain. Springer, Berlin, Heidelberg, New York

Waller, A. (1850): Experiments on the section of the glossopharyngeal and hypoglossal nerves of the frog and observations of the alterations produced thereby in the structure of their primitive fibres. Phil. Trans. B. 140, 423–429

Waller, A. (1852): Sur la reproduction des nerfs et sur la structure et les fonctions des ganglions spinaux. Arch. Anat. Physiol. Wissenschaftl. Med. (Müller's Arch.), 392–401

Wechsler, W., Hager, H. (1962): Elektronenmikroskopische Befunde zur Feinstruktur von Axonveränderungen in regenerierenden Nervenfasern des Nervus ischiadicus der weißen Ratte. Acta Neuropath. (Berlin) 1, 489–506

Wechsler, W., Hossmann, K. A. (1965): Zur Feinstruktur menschlicher Acusticusneurinome. Beitr. Path. Anat. 132, 319–343

Weinberg, H. J., Spencer, P. S. (1975): Studies on the control of myelinogenesis. 1. Myelination of regeneration axons after entry into a foreign unmyelinated nerve. J. Neurocytol. 4, 395–418

Weiss, P. (1940): Der Mechanismus des Nervenwachstums. Phys. Med. Ges. Würzburg N. F. 63–65, 11–21

Weiss, P. (1943): Functional nerve regeneration through frozen-dried nerve grafts in cats and monkeys. Proc. Soc: Exp. Biol. Med. 54, 277–279

Weiss, P. (1944): Further experimental evidence against „neurotropism" in Nerve regeneration. J. Exp. Zool. 95, 233–257

Weiss, P., Hiscoe, H. B. (1948): Experiments on the mechanism of nerve growth. J. Exp. Zool. 107, 315–395

Weiss, P., Taylor, A. C. (1943a): Histomechanical analysis of nerve reunion in the rat after tubular splicing. Arch. Surg. 47, 419–447

Weiss, P., Taylor, A. C. (1943b): Repair of peripheral nerves by grafts of frozen-dried nerve. Proc. Soc. Exper. Biol. Med. 52, 326–328

Wetzstein, R., Schulte-Wrede, St. (1972): Feinstruktur von Nervenkonserven. Med. Mitt. (Melsungen) 46, 279–294

White, J. C., Hamlin, H. (1945): New uses of tantalum in nerve suture, control of neuroma formation and prevention of regeneration after thoracic sympathectomy. Illustration of technical procedures. J. Neurosurg. 2, 402–413

White, J. C. (1946): Painful injuries of nerves and their surgical treatment. Am. J. Surg. 72, 468–488

Wiedhopf (1921): Die Vereisung des Nervenquerschnittes zur Behandlung von Schmerzzuständen besonders an frischen Amputationsstümpfen. Beitr. Z. Klin. Chir. 123, 158–172

Wiesenfeld, Z., Hallin, R. G. (1981): Streßausgelöstes Schmerzverhalten bei Ratten mit peripheren Nervenläsionen, 103–105. In: Struppler, A., Gessler, M. (Hrsg.): Schmerzforschung, Schmerzmessung, Brustschmerz. Springer, Berlin, Heidelberg, New York

Wilhelm, K. (1972): Klinische Resultate nach homologen Nerveninterpositionen mit lyophilisierten Nerven. Med. Mitt. (Melsungen) 46, 231–238

Wilhelm, K., Ross, A. (1972): Die homioplastische Nerventransplantation mit lyophilisiertem Nerv. Arch. Orthop. Unfall Chir. 72, 156–167

Wilhelm, K., Hauer, G. (1977): Spätergebnisse nach Transplantation homologer Nerven. Arch. Orthop. Unfall Chir. 87, 159–169

Wilms, M. (1918): Verhinderung des Nervenschmerzes nach Amputationen. Zbl. Chir. 13, 213–215

Witzel (1894): Über die Neurome der Amputationsstümpfe. Chir. Section der 60. Naturforscher- und Ärzteversammlung zu Wiesbaden

Witzel (1894): Über die Entstehung und die Verhütung der Neuralgie an operierten Theilen, besonders an Amputationsstümpfen. Zbl. Chir. 23, 521–523

Wörner, H. (1970): Amputationsstumpfbeschwerden in der Praxis aus neurologischer Sicht. Dtsch. Med. Wschr. 95, 2392–2393

Wood, W. (1928): Observations on neuromas with cases and histories of the disease. Tr. Med. Chir. Soc., Edinburgh 3, 68–72

Woodward, S. C., Hermann, J. B., Cameron, J. L., Brandes, G., Paulski, E. J., Leonard, F. (1965): Histotoxicity of cyanoacrylate tissue adhesives in the rat. Ann. Surg. 162, 113–122

Wuerker, R. B. (1970): Neurofilaments and glial filaments. Tissue Cell 2, 1–12

Young, J. Z., Medawar, P. B. (1940): Fibrin suture of peripheral nerves. Lancet 2, 126–128

Zilch, H., Talke, M., Steuer, H. G., Lumplesch, R. (1982): Intraossäre Neuromverlagerung an Fingerstümpfen, Technik und Ergebnisse. Orthop. Praxis 4, 275–278

Zur Verth, M. (1931): Absetzung und Kunstersatz der unteren Gliedmaßen. Ergebn. Chir. Orthop. 27, 191–255

Sachverzeichnis

Akupunktur 20
Anoxie 18
Antigenität 63
Axolemm 3
Axon 3, 4
Axonotmesis 7
Axonsprossen 10, 11, 36
Axoplasmafluß 61, 64
Axoplasmastop 12

Bioimplantat 58
Barrierefunktion 6, 28

Carpaltunnel-Syndrom 12
Chemotaxie 10
Chorodotonie 20
Cialit 31
Compartimentation 15
Cyanoacrylat 60

Degeneration, retrograde 8, 36
– Wallersche 9, 36, 44

Elektrostimulation 20
Endneurom 8
Endoneurium 6
Epineurium 6

Faszikel 3
Fibrinkleber 25, 26, 32, 61
Fibrinolyse 61
Fibrose 37, 46

Ganglienzelle 4
Gewebekleber 59
Gewebeverträglichkeit 60
Granulationsgewebe 28

Hanke-Büngnersche Bänder 9
Histoacryl blau 24, 60

Immunreaktion 62
Internodium 4
Interponat 22
Ischämie 18
Isolierung 19

Kapsel 15, 27, 28
Kollagenfasern 24, 30
Kompressionsneurom 12, 61, 67
Konservierung 32
Kunststoffkleber 22, 60

Ligatur 21, 23, 51, 52, 56, 61
Lyophilisierte Nerven 31

Mesaxon 4
Miniaturfaszikel 37, 46
Mortonsches Neurom 12
Myelinisation 10
Myelinscheide 4, 30

Narben 49
Nerven-Faser 4
– Implantat 31, 42, 56, 62
– Konserve 31
– Transplantat 52, 56
– Transplantation 13, 23
Neurom, Entwicklung 11
– Histologie 14
Neurom, End- 13
– interneurales 11
– laterales 12
– Mortonsches 12
– Narben- 58
– Trennungs- 13, 67
Neurolyse 12
Neuropraxie 7
Neurotisation, isomorphe 7
– heteromorphe 8, 36

– des Implantates 34, 44, 62

Nociceptor 16

Perineuralzellen 10, 28, 63
Perineurium 6, 63
Phantom 17
Prostaglandine 16

Ranvier-Schnürringe 4
Regeneration 9ff, 36, 44, 59
Regenerationsgeschwindigkeit 50

Silikon 22
Sympathicus 18
Synapsen 14, 18

Schmerz 16
– Neurom- 18
Schwannsche Zelle 4, 62

Statistik 55
Stereodaktische Maßnahmen 20
Strangulation 57

Therapie 66
Tinel-Hoffmann Zeichen 67
Toxizität 57, 61
Tubulisation 63

Überkappung 22
Unverträglichkeit 57

Vascular sprouts 42
Vaskularisierung 15, 63
Vereisung 20
Verpflanzung 21
Versiegelung 24, 49, 56, 57